南朱雀 · 七

낭송 동의보감 외형편

낭송Q시리즈 남주작 07
낭송 동의보감 외형편

발행일 초판6쇄 2023년 6월 30일(癸卯年 戊午月 己未日) │
지은이 허준 │ **풀어 읽은이** 류시성, 송혜경 │ **펴낸곳** 북드라망 │ **펴낸이** 김현경 │
주소 서울시 종로구 사직로8길 24 1221호(내수동, 경희궁의아침 2단지) │
전화 02-739-9918 │ **이메일** bookdramang@gmail.com

ISBN 978-89-97969-52-4 04510 978-89-97969-37-1(세트) │ 이 도서의 국립중앙도서관 출판시도서목록(CIP)은 서지정보유통지원시스템 홈페이지(http://seoji.nl.go.kr)와 국가자료공동목록시스템(http://www.nl.go.kr/kolisnet)에서 이용하실 수 있습니다.(CIP제어번호: CIP2014035102) │ 이 책은 저작권자와 북드라망의 독점계약에 의해 출간되었으므로 무단전재와 무단복제를 금합니다. 잘못 만들어진 책은 서점에서 바꿔 드립니다.

책으로 여는 지혜의 인드라망, 북드라망 **www.bookdramang.com**

낭송
Q
시리즈

남주작
07

낭송
동의보감 외형편

허준
지음

류시성,
송혜경
풀어
읽음

고미숙
기획

티

▶낭송Q시리즈 『낭송 동의보감 외형편』 사용설명서◀

1. '낭송Q'시리즈의 '낭송Q'는 '낭송의 달인 호모 큐라스'의 약자입니다. '큐라스'(curas)는 '케어'(care)의 어원인 라틴어로 배려, 보살핌, 관리, 집필, 치유 등의 뜻이 있습니다. '호모 큐라스'는 고전평론가 고미숙이 만든 조어로, 자기배려를 하는 사람, 즉 자신의 욕망과 호흡의 불균형을 조절하는 능력을 지닌 사람을 뜻하며, 낭송의 달인이 호모 큐라스인 까닭은 고전을 낭송함으로써 내 몸과 우주가 감응하게 하는 것이야말로 최고의 양생법이자, 자기배려이기 때문입니다(낭송의 인문학적 배경에 대해 더 궁금하신 분들은 고미숙이 쓴 『낭송의 달인 호모 큐라스』를 참고해 주십시오).

2. 낭송Q시리즈는 '낭송'을 위한 책입니다. 따라서 이 책은 꼭 소리 내어 읽어 주시고, 나아가 짧은 구절이라도 암송해 보실 때 더욱 빛을 발합니다. 머리와 입이 하나가 되어 책이 없어도 내 몸 안에서 소리가 흘러나오는 것, 그것이 바로 낭송입니다. 이를 위해 낭송Q시리즈의 책들은 모두 수십 개의 짧은 장들로 이루어져 있습니다. 암송에 도전해 볼 수 있는 분량들로 나누어 각 고전의 맛을 머리로, 몸으로 느낄 수 있도록 각 책의 '풀어읽은이'들이 고심했습니다.

3. 낭송Q시리즈 아래로는 동청룡, 남주작, 서백호, 북현무라는 작은 묶음이 있습니다. 이 이름들은 동양 별자리 28수(宿)에서 빌려온 것으로 각각 사계절과 음양오행의 기운을 품은 고전들을 배치했습니다. 또 각 별자리의 서두에는 판소리계 소설을, 마무리에는 『동의보감』을 네 편으로 나누어 하나씩 넣었고, 그 사이에는 유교와 불교의 경전, 그리고 동아시아 최고의 명문장들을 배열했습니다. 낭송Q시리즈를 통해 우리 안의 사계를 일깨우고, 유(儒)·불(佛)·도(道) 삼교회통의 비전을 구현하고자 한 까닭입니다. 아래의 설명을 참조하셔서 먼저 낭송해 볼 고전을 골라보시기 바랍니다.

▷ 동청룡: 『낭송 춘향전』, 『낭송 논어/맹자』, 『낭송 아함경』, 『낭송 열자』, 『낭송 열하일기』, 『낭송 전습록』, 『낭송 동의보감 내경편』으로 구성되어 있습니다. 동쪽은 오행상으로 목(木)의 기운에 해당하며, 목은 색으로는 푸른색, 계절상으로는 봄에 해당합니다. 하여 푸른 봄, 청춘(靑春)

의 기운이 가득한 작품들을 선별했습니다. 또한 목은 새로운 시작을 의미하기도 합니다. 청춘의 열정으로 새로운 비전을 탐구하고 싶다면 동청룡의 고전과 만나면 됩니다.

▷ 남주작 : 『낭송 변강쇠가/적벽가』, 『낭송 금강경 외』, 『낭송 삼국지』, 『낭송 장자』, 『낭송 주자어류』, 『낭송 홍루몽』, 『낭송 동의보감 외형편』으로 구성되어 있습니다. 남쪽은 오행상 화(火)의 기운에 속합니다. 화는 색으로는 붉은색, 계절상으로는 여름입니다. 하여, 화기의 특징은 발산력과 표현력입니다. 자신감이 부족해지거나 자꾸 움츠러들 때 남주작의 고전들을 큰소리로 낭송해 보세요.

▷ 서백호 : 『낭송 흥보전』, 『낭송 서유기』, 『낭송 선어록』, 『낭송 손자병법/오기병법』, 『낭송 이옥』, 『낭송 한비자』, 『낭송 동의보감 잡병편 (1)』로 구성되어 있습니다. 서쪽은 오행상 금(金)의 기운에 속합니다. 금은 색으로는 흰색, 계절상으로는 가을입니다. 가을은 심판의 계절, 열매를 맺기 위해 불필요한 것들을 모두 떨궈내는 기운이 가득한 때입니다. 그러니 생활이 늘 산만하고 분주한 분들에게 제격입니다. 서백호 고전들의 울림이 냉철한 결단력을 만들어 줄 테니까요.

▷ 북현무 : 『낭송 토끼전/심청전』, 『낭송 노자』, 『낭송 대승기신론』, 『낭송 동의수세보원』, 『낭송 사기열전』, 『낭송 18세기 소품문』, 『낭송 동의보감 잡병편 (2)』로 구성되어 있습니다. 북쪽은 오행상 수(水)의 기운에 속합니다. 수는 색으로는 검은색, 계절상으론 겨울입니다. 수는 우리 몸에서 신장의 기운과 통합니다. 신장이 튼튼하면 청력이 좋고 유머감각이 탁월합니다. 하여 수는 지혜와 상상력·예지력과도 연결됩니다. 물처럼 '유동하는 지성'을 갖추고 싶다면 북현무의 고전들과 함께해야 합니다.

4. 이 책 『낭송 동의보감 외형편』은 풀어 읽은이가 『동의보감』 「외형」편의 내용을 그 편제를 새롭게 하여 가려 뽑아 엮은 발췌 편역본으로, 『원본 동의보감』(남산당, 영인본)을 저본으로 했습니다. 『동의보감』의 원 목차는 이 책의 맨 뒤에 실려 있습니다.

차 례

『동의보감』 「외형편」은 어떤 책인가 : 몸과 우주로 통하는 입구 12

1. 머리頭 21
   1-1. 머리는 신이 사는 골짜기다 22
   1-2. 머리에서 벌어지는 일들 25
   1-3. 두통의 세계 28
   1-4. 비듬퇴치법과 단방들 30

2. 얼굴面 33
   2-1. 자체 발광의 비밀 : 얼굴은 오장의 표현이다 34
   2-2. 얼굴이 추위를 견뎌내는 까닭 37
   2-3. 얼굴이 뜨거운 것, 얼굴이 시린 것 39
   2-4. 얼굴 관리법과 단방들 41

3. 눈眼 43
   3-1. 눈, 오장육부가 띄우는 별이 빛나는 곳 44
   3-2. 눈병의 세계 46
   3-3. 시력이 나빠지는 이유 49
   3-4. 눈에 병이 생기는 까닭 51
   3-5. 독서로 손상된 눈을 관리하는 법 53
   3-6. 눈병에 대처하는 방법 55
   3-7. 눈병을 낫게 하는 단방들 57

4. 귀耳 59

4-1. 귀는 신장의 구멍, 혈기 조화의 바로미터 60

4-2. 귀에 생기는 병들 62

4-3. 귀에 벌레가 들어갔을 때 65

5. 코鼻 67

5-1. 코는 폐의 구멍, 신기의 문 68

5-2. 콧속의 병들 70

5-3. 딸기코, 그것이 알고 싶다 73

5-4. 코로 진단하기 혹은 콧병 퇴치법 75

6. 입과 혀口舌 77

6-1. 입과 혀 그리고 입술의 모든 것 78

6-2. 병과 입맛 80

6-3. 지독한 입냄새와 입안이 헌 것 82

6-4. 입술의 병들 84

6-5. 혀의 병들 86

6-6. 입에 생긴 황당 사건들 89

6-7. 입술과 혀의 진단법과 단방들 91

7. 치아牙齒 93

7-1. 치아는 뼈의 정수다 94

7-2. 치통의 세계 96

7-3. 흔들리고 시큰거리고 벌레 먹고 99

7-4. 치아를 튼튼하게! 101

8. 목구멍咽喉 105

8-1. 목구멍, 음식물과 숨의 통로 106

8-2. 목구멍의 병들 108
8-3. 목구멍병의 치료 111

9. 목頸項 113
9-1. 목을 따뜻하게 하라! 114
9-2. 뻣뻣한 목과 단방들 115

10. 등背 117
10-1. 등은 징기의 통로다 118
10-2. 등병은 폐병이다 119

11. 가슴胸 121
11-1. 가슴, 심장과 비장 사이 122
11-2. 가슴의 통증들 : 심통과 위완통 123
11-3. 가슴이 답답하거나 아프거나 125
11-4. 감정으로 가슴의 통증을 치료한다 127
11-5. 가슴을 편안하게 해주는 단방들 129

12. 젖가슴乳 131
12-1. 남자는 음경, 여자는 유방이 근본이다 132
12-2. 출산 후, 젖줄을 확보하라 134
12-3. 유방에 생기는 질병들 137
12-4. 바윗덩이 같은 근심이 암을 만든다 139
12-5. 젖가슴을 위한 단방들 141

13. 배腹 143
13-1. 땅을 산 사촌이 없는데도, 배가 아픈 까닭 144
13-2. 복통의 치료법과 단방들 147

14. 배꼽臍 149

    14-1. 몸의 중심은 배꼽이다 150

    14-2. 생명연장의 비밀 152

15. 허리腰 155

    15-1. 허리는 신장의 거처다 156

    15-2. 요통의 세계 157

    15-3. 허리와 등의 통증을 다스리는 방법 160

16. 옆구리脇 163

    16-1. 옆구리가 간이다 164

    16-2. 협통의 세계 165

    16-3. 겨드랑이 땀 퇴치법 167

    16-4. 옆구리병의 단방들 169

17. 피부皮 171

    17-1. 12경락의 직조물, 피부 172

    17-2. 가렵고 울긋불긋한 피부 174

    17-3. 뾰루지와 땀띠 그리고 마비 177

    17-4. 피부를 위한 단방들 179

18. 살肉 181

    18-1. 살이 보배다 182

    18-2. 살에 생기는 병들 184

    18-3. 살을 건강하게 만들어 주는 단방들 186

19. 맥脈 189

    19-1. 기혈의 통로, 맥 190

19-2. 진맥의 묘리 192

19-3. 맥의 기준 195

19-4. 오만 가지 맥들 197

19-5. 사계절의 맥 201

19-6. 맥의 순환에 좋은 단방들 202

20. 근육筋 205

20-1. 근육은 간이 관리한다 206

20-2. 근육이 땅기거나 늘어지는 이유 208

20-3. 근육병들 : 경련에서 뒤틀림까지 210

20-4. 상한 근육을 풀어 주는 단방들 212

21. 뼈骨 215

21-1. 뼈는 골수의 집이다 216

21-2. 뼈로 들어간 한열(寒熱) 218

21-3. 아프고 상한 뼈 그리고 단방들 220

22. 팔手 223

22-1. 팔, 어깨부터 손가락까지 224

22-2. 열나는 팔다리, 나른한 팔다리 226

22-3. 팔과 어깨에 생기는 병들 228

22-4. 손바닥과 손톱으로 병을 헤아린다 230

22-5. 생인손과 손발이 트는 것 232

23. 다리足 233

23-1. 허벅지에서 복숭아뼈까지 : 다리의 모든 것 234

23-2. 다리의 한증과 열증 : 한궐과 열궐 236

23-3. 각기병의 증상과 치료법 239

23-4. 각기병의 금기사항과 안마법 241

23-5. 힘없는 다리, 위증 244

23-6. 다리에 생기는 온갖 병들과 단방들 246

24. 모발毛髮 249

24-1. 머리털은 피의 나머지다 250

24-2. 혈기가 털의 상태를 좌우한다 251

24-3. 머리카락, 눈썹, 수염, 콧수염의 모든 것 253

24-4. 수염과 머리카락이 빠지는 이유 255

24-5. 건강한 털을 위하여 : 수양법과 단방들 258

25. 생식기前陰 261

25-1. 근육의 우두머리, 생식기 262

25-2. 생식기에 병을 일으키는 통로 263

25-3. 산증의 원인에서 치료까지 264

25-4. 남자의 생식기병 267

25-5. 여자의 생식기병 271

25-6. 생식기를 튼튼하게 만드는 체조와 단방들 273

26. 항문後陰 275

26-1. 항문의 모든 것 276

26-2. 지독한 항문병, 치질 277

26-3. 피똥을 싸다, 장벽과 치루 279

26-4. 탈항과 가려움증 281

26-5. 항문병 퇴치법 283

26-6. 치질의 금기사항과 단방들 285

『동의보감』「외형편」은 어떤 책인가
몸과 우주로 통하는 입구

외모는 중요하다! 외모지상주의를 소리 높여 비판하는 이 판국에 웬 해괴한 소리? 그러나『동의보감』「외형」外形편을 읽어가다 보면, 자연스럽게 이런 생각이 들게 된다. 물론『동의보감』에서 말하는 외모는 우리가 생각하는 그 '외모'와는 다르다. 그렇다고 해서『동의보감』이 추구하는 외모가 따로 있는 것도 아니다. 아름다움과 추함이라는 가치판단 이전의 몸. 그 생김 그대로가「외형」편에서 다루는 주재료다. 이 시대에 우리는 몸에 대해 어떤 이야기를 나누고 있는가. 혹은 나눌 수 있는가. 몸 안에 대한 담론은 건강과 웰빙 정보에, 몸 겉에 대한 담론은 미용과 성형에 쏠려 있는 것이 사실이다. 이 담론들은 보고 듣고 말하고 잠자고 사유하는 일상의 몸을 침묵시킨다. 이 침묵을 깨뜨리면 어떤 일이 벌어질까?『동의보감』「외형」편을 먼저 읽어 본 사람으로서 보장한다. 무지하게 재미있는 몸에 관한 이야기들이 포화처럼 쏟아질 거라고.^^

「외형」편을 읽기 전에 먼저 간단한 질문부터 던져보자.『동의보감』의「외형」은「내경」內景에 이어 등장한다. 풍경[景]과 모양[形]. 왜 몸 안은 풍경이라 하고, 몸 밖은 모양이라 했을까?

「내경」편의 주요 내용은 정精·기氣·신神과 오장육부五臟六腑다. 정기신은 물질과 비물질 사이를 오간다. 정이 기로 변하기도 하고 신으로 발현되기도 한다. 중요한 것은 그들 고유의 운동성이다. 정은 음적인 운동을 대표하고, 신은 양적인 운동을 대표한다. 그리고 기는 이 두 운동이 분리되지 않도록 묶어 준다. 오장육부도 마찬가지다. 그것들은 각기 다른 오행의 운동을 대표한다. 『동의보감』에서 다루는 간肝은 해부학적인 간이라기보, 몸 안에서 목기木氣의 운동성을 발휘하는 그룹의 우두머리이다. 다른 것들도 마찬가지. 그렇게 보면 몸은 그 자체로 운동회라고 할 수 있다. 누군가는 달리고, 누군가는 멀리 뛰고, 누군가는 높이 날아오르고, 누군가는 넘어져서 다치고. 이런 운동회의 느낌을 한눈에 보여 주려면 어떻게 해야 할까? 풍경화처럼 장면을 보여 주어야 하지 않을까? 우리는 이것이 내경內景이라는 이름이 붙게 된 이유라고 생각한다.

그런데 몸 밖을 바라볼 때는 시선이 달라진다. 풍경을 스케치하기보다 요소들을 아주 면밀하게 관찰하기 시작한다. 여기의 주안점은 운동이 아니라 그것들의 구체적인 모양이다. 왜 갑자기 운동에서 모양으로 초점의 전환이 이루어진 것일까?『동의보감』
에서 외형은 몸 안의 활발한 운동성, 즉 양陽의 운동
을 담는 음陰의 그릇이다. 이 그릇 없이는 정·기·신
도, 오장육부도 다 흩어져 버린다. 그렇기 때문에 그
릇이 어떤 모양으로 생겼는지, 그 안에 무엇을 담고
있는지 구체적으로 서술해야 했던 것이다.

　이제 조금은 명확해진 것 같다. 안과 밖. 안의 활
발한 생명력과 밖의 견고한 그릇. 이 둘을 표현하
기 위해서 '내경'內景과 '외형'外形이라는 말이 선택됐
다. 그리고 무엇을 포커스로 두면서 접근해야 할지
도 그 명칭으로 명확하게 표지했다. 우리는 기억해
야 한다. 허준許浚이 의사이기에 앞서 문장가였다는
사실을. 문장의 핵심은 명료함이다. 그래야 문장이
드러내고자 하는 의미가 분명해지기 때문이다. 허준
은 제목에서부터 자신의 의도를 분명하게 드러냈다.
「내경」은 운동회이고, 「외형」은 운동장이다!

　내친 김에 질문을 하나 더 던져 보자.『동의보감』
은 총 세 편으로 이루어졌는데, 그중에서 「외형」편
만은 서문에 해당하는 문장이 없다. 귀찮아서였을
까? 무려 14년 동안이나 성실하게『동의보감』만 쓴
허준이? 아마도 여기엔, 「외형」편에는 따로 서문이

필요치 않다는 저자의 생각이 깔려 있었을 것이다.
대체 그 생각이란 무엇이었을까?

　그는 신체를 세 가지 부분으로 나누었다. 첫째는
몸 안의 오장육부 등이요, 둘째는 몸 밖의 근육·
뼈·살·혈맥·피부 등이요, 셋째는 몸 안팎에 존재
하는 모든 부위의 주체가 되는 정·기·신이다. 이
셋이 동심원을 그린다면 정·기·신 등 생명의 기본
요소가 가장 안쪽에 자리잡고, 그 바깥에 오장육부
등이 자리하며, 맨 바깥에 근육·살·뼈 등이 자리한
다. 허준은 안의 두 동심원을 몸 안의 영역[內景]으
로 보았고, 바깥의 동심원을 외형外形의 영역으로
보았다. _ 신동원, 『조선사람 허준』, 한겨레출판사, 2001, 179쪽

　정·기·신으로부터 오장육부 그리고 외형에 이르
기까지 하나의 동심원을 이루고 있다는 것. 그럼 신
체의 세 부분이 동심원이라는 게 대체 무슨 말일까?
동심원이란 하나의 중심을 갖는 다양한 원들을 말한
다. 즉, 각각의 원들은 하나의 중심이 펼쳐내는 다층
적 스펙트럼이다. 단도직입적으로 말하자면, 안의
풍경과 밖의 모양이 다르지 않다고 생각한 것. 안과

밖이 하나라는 전제를 의심하지 않았기에 「외형」 편에 서문이 따로 필요치 않았던 것이다.

마지막 질문. 외형편은 머리[頭]로부터 시작하여 항문[後陰]으로 끝난다. 재미있게도 이는 「내경」 편의 순서와 닮아 있다. 「내경」편은 손진인의 그 유명한 멘트, '머리가 둥근 것은 하늘을 닮았고'로 시작해 '대변'으로 끝난다. 머리에서 항문으로! 몸 안과 밖이 대칭이라는 말이다. 허준은 머리로 시작했으면 발로 끝나는 것이 대칭적이라는 우리의 상식을 뒤집어 놓는다. 그는 시각적 대칭보다 숨 쉬고 먹고 배설하는 생명의 기본활동을 중심에 두었다. 이는 몸을 가진 존재가 하늘과 땅 사이에서 어떻게 살아가야 하는가라는 물음과 맞닿아 있다. 『동의보감』이 단순한 의서를 넘어서는 지점도 바로 여기다. 의학의 의무는 몸의 모든 것을 설명하는 것에 있지 않다. 몸을 어떻게 바라보고 어떻게 지식화할 것인가. 그것이 의학의 의무다. 이른바 질문하는 자연철학으로서의 의학. 이 질문 앞에 섰기 때문에 『동의보감』은 우리의 상식을 넘어설 수 있었던 거다.

이제 외모가 왜 중요한지 감이 오시는가? 외모는 오장육부의 표현이자 생명력의 발현이다. 그러나 이 서문만 읽고서는 이 말의 무게를 이해할 수 없다. 직접 『동의보감』의 문장과 몸으로 부딪혀야 한다. 그때 비로소 외모가 얼마나 중요한 존재의 표현인지를 이해할 수 있게 될 것이다. 또한 우리 시대가 부여한 외모에 대한 통념에서도 벗어날 수 있다.

우리는 약 4년 동안 『동의보감』과 함께 뒹굴었다. 세미나를 열어 무작정 함께 소리 내어 읽어 보기도 하고, 짤막한 글을 써 보기도 했다. 먼저 공부한 분들에게 배워 보기도 하고, 늦게 공부를 시작한 분들에게 가르쳐 보기도 했다. 한의학에 까막눈이었던 우리가 『동의보감』을 읽어 낼 수 있었던 것도 이렇게 『동의보감』과 몸으로 부딪힌 경험들 덕분이었다. 사실 한 가지 이유가 더 있었다. 『동의보감』엔 재밌는 이야기들이 수없이 많이 등장한다는 것. 예를 들면 '귀'에 벌레가 들어갔을 때 복숭아나뭇잎으로 베개를 만들어 베면 벌레가 '코'로 나온다든지, 고사리는 양기를 상하게 하므로 먹지 말아야 한다든지, 치질을 치료할 때 뱀장어를 태워 그 연기를 항문에 쏘이게 한다든지 하는 처방들을 소리 내어 읽다가 계속 웃음이 터져 고생을 하기도 했다.

이렇게 웃음으로 무장해제 되면 어느새 『동의보

감』은 일상에 들어서 있다. 비록 한의학을 전공하거나 자격증이 있는 것도 아니지만, 우리는 남부럽지 않을 만큼 몸에 대한 수다를 많이 떤다. 책에 나온 재밌는 이야깃거리도 많거니와, 누군가의 얼굴과 표정 등 외모를 보면 떠오르는 구절이 많아 입이 근질근질하기 때문이다.

몸을 공부하게 되면 외모를 보는 게 중요해진다. 외모의 생김이 곧 그 사람이고, 외모의 변화가 곧 그 사람의 삶의 굴곡이기 때문이다. 이때 외모는 삶을 사유하는 텍스트가 된다. 언젠가부터는 눈이 작다고, 다리가 굵다고 슬퍼하지 않게 되었다.^^『동의보감』에 따르면 눈은 간과 통해 있는데, 작다는 것은 간의 기운이 약해 그 기운의 소모를 줄이기 위한 것이다. 또 하체가 두꺼운 것은 생명의 근원인 신장의 기운이 고밀하다는 증거가 된다. 이런 원리를 알게 되면 내 몸을 그냥 그대로 받아들이게 된다. 정·기·신 그리고 오장육부와 분리될 수 없다. 따라서 좋아하거나 싫어할 이유가 못 된다. 이걸 알 때 느끼는 자유란!

이제는 『동의보감』을 만나 얻은 이 웃음과 자유를 선물하고 싶다. 깔깔거리고 웃다가 자기도 모르

게 자유로워진다니 이 얼마나 멋진 일인가! 그러기
위해서는 이 텍스트와 몸으로 섞여야 한다. 내 힘으
로 읽고 내 힘으로 외우고 내 힘으로 낭송하는 것은
기본이다. 한 걸음 더 나아가 내 삶과 누군가의 삶이
몸을 매개로 연결되어 있다는 것을 이해해야 한다.
우리는 몸으로 소통한다. 이 책『낭송 동의보감 외형
편』을 낭송하게 될 독자들 역시 그것을 알게 될 것이
라고 믿어 의심치 않는다.

낭송Q시리즈 남주작
낭송 동의보감 외형편

1부
머리頭

1-1.
머리는 신이 사는 골짜기다

머리는 하늘의 계곡[天谷]이며 신神을 간직하고 있다. 신은 몸을 주재하며 이끄는 작용을 말한다. 하늘의 계곡은 창조하고 변화시키는 기능을 지니면서 허공을 포용한다. 땅의 계곡[地谷]은 만물을 담고 있으면서 산천을 싣는다. 사람에게도 천지가 부여받은 것과 같은 깊고 깊은 계곡[谷]이 있는데, 그 계곡은 진기眞氣: 몸의 근본이 되는 기와 원신元神: 정신 작용의 원천을 간직한다. 머리에는 아홉 개의 궁[九宮]이 있어서 아홉 개의 하늘九天 : 하늘의 중앙과 팔방(八方)과 상응한다. 그 중심에 있는 궁을 이환궁泥丸宮이라고 하는데, 황정黃庭·곤륜崑崙·천곡天谷이라고도 한다. 부르는 이름은 많으나 결국은 원신이 깃든 곳을 말한다. 그 비어 있는 것이 마치 깊은 골짜기와 같고, 신이 거처하기 때문에 곡신

谷神이라 한다. 사람은 신이 있어야 살고, 신이 떠나면 죽는다. 낮에는 사물과 접촉하고, 밤에는 꿈과 만나기 때문에 신은 편안히 있을 틈이 없다.『황제내경』에서는 "천곡의 원신을 지키니 저절로 진인眞人 : 근원적인 도를 체득한 사람이 된다"라고 하였다. 사람의 몸으로 말하면, 상부에는 천곡인 이환궁이 있으니 이는 신을 저장하는 곳이고, 중부에는 응곡應谷인 강궁絳宮 : 심장이 있으니 이는 기氣를 저장하는 곳이며, 하부에는 허곡虛谷인 관원關元 : 단전이 있으니 이는 정精을 저장하는 곳이다. 천곡은 원궁元宮으로서 원신의 집이요, 영성靈性이 존재하는 곳이므로 정신의 요처가 된다. _『정리』(正理)

"이환궁이 정확히 어디에 있는가"라고 물으니, 답하기를 "머리에는 아홉 개의 궁이 있는데, 가운데를 이환궁이라고 한다. 아홉 개의 궁은 제각기 자리가 있으며 칠규七竅 : 귀·눈·코·입와 상응하여 통하는데, 그중이환궁은 혼백이 드나드는 구멍이다"라고 하였다.
_『정리』

뇌는 골수의 바다이다. 그러므로 모든 골수는 다 뇌에 속한다. 뇌에서부터 꼬리뼈까지는 위·아래로 모

든 정수精髓가 오르내리는 길이다. _『의학입문』(醫學入門, 이하 '입문')

골수라는 것은 뼛속을 채우고 있는 것이다. 골수가 손상되면 뇌수가 줄어들어 몸이 풀어지고 다리에 힘이 없어 걸어 다닐 수 없게 된다. _『황제내경』(黃帝內經, 이하 '내경')

골수가 충실하면 몸이 가볍고 튼튼하며 기운이 있고, 골수가 부족하면 머리가 어지럽고 귀에서 소리가 나며, 정강이가 시큰거리고 정신이 아찔하며, 눈이 잘 보이지 않는다. _「영추」(靈樞)

머리는 정기精氣와 신명神明이 모이는 곳인데, 만약 머리를 들지 못하고 눈이 꺼져 들어가 광채가 없다면 이것은 정신이 나가려는 것이다. _『내경』

1-2.
머리에서 벌어지는 일들

두풍증頭風證은 원래 담음痰飮: 진액이 뭉친 것이 있던 사람
이 머리를 감아서 빗거나, 목욕한 후 찬바람을 쐬거나, 오래도록 누워서 바람을 쐬어 머리와 목덜미에
풍사風邪가 침범할 경우에 생긴다. 이렇게 되면 목에
서부터 귀·눈·입·코·이마까지 마비되어 감각이 없
어진다._『입문』

풍두선風頭旋은 별다른 통증이 없고 자기도 모르게 머
리가 저절로 흔들리는 것이다. 간풍肝風이 심하면 머
리를 흔들게 된다._『의학강목』(醫學綱目, 이하 '강목')

어떤 사람이 7년 동안이나 머리를 흔들고, 3년 동안
이나 하혈下血을 계속하여 백방으로 치료해 보았으나

효과가 없었다. 내 생각에 이것은 간에 혈액이 왕성한 상태에서 밖으로부터 풍열風熱이 침범했기 때문이다. _『강목』

현훈眩暈은 현모眩冒라고도 한다. 현眩은 눈앞이 깜깜하다는 것을 말하고, 훈暈은 돈다는 것을 말하고, 모冒는 어둡다는 것을 말하는 것인데, 그 의미는 같은 것이다. _『입문』

현훈은 다 상초上焦: 명치 위의 부위가 실하고 하초下焦: 배꼽 아래의 부위가 허해서 생긴다고 한다. _『고금의감』(古今醫鑑, 이하 '의감')

하초가 허하다는 것은 신장이 허하다는 것인데, 신장이 허하면 머리가 아프다. 상초가 허하다는 것은 간이 허하다는 것인데, 간이 허하면 머리가 어지럽다. _『강목』

현훈은 화火 기운으로 인해 담痰이 움직여 생긴 것이다. 그러므로 담이 없으면 어지럼증은 생기지 않는다. 비록 풍으로 인해 생기는 현훈이 있다고 하더라도 반드시 담이 있게 마련이다. _『단계심법부여』(丹溪心法附

餘, 이하 '단심')

현훈은 중풍中風의 시초이다. _『정전』

머리를 감고 곧바로 바람을 맞으면 수풍증首風證이 된
다. 그 증상은 머리와 얼굴 부위에 땀이 많이 나고 바
람을 싫어하는 것이다. 바람이 불기 전날이면 병세가
가중되어, 두통으로 인해 방안에서 나가지 못할 지경
에 이르렀다가, 바람이 부는 날이면 병세는 다소 호
전된다. _『내경』

1-3.
두통의 세계

두통은 대부분 담痰에서 온다. 통증이 심한 것은 화 기운이 왕성하기 때문이다. 따라서 토하게 할 것도 있고 설사시켜야 할 것도 있다. 여러 경맥의 기가 막 혀도 두통이 생긴다. 두통에다가 눈까지 아픈 것은 풍담風痰 : 풍증으로 인한 담이 위로 치고 올라왔기 때문이 다. _『단심』

방광의 경맥은 이마로 올라갔다가 정수리에서 교차 한 다음, 바로 뇌로 들어가서 얽히고 갈라져서 목덜 미로 내려간다. 따라서 여기에 병이 생기면, 머리가 치받치는 것같이 아프고 눈이 빠질 듯이 아프며, 목 이 뽑히는 것같이 아프다. 이것을 정두통正頭痛이라 한다. _「영추」

편두통은 한쪽 머리가 아픈 것을 말한다. 편두통이 오른쪽에 있으면 담 혹은 열熱에 의한 것이다. 왼쪽에 있으면 풍 혹은 혈허血虛 : 혈이 부족한 증세에 의한 것이다. _『단심』

담膽의 경맥은 눈꼬리에서 시작하여 위로는 머리 옆 모서리에 다다른다. 따라서 그 병은 옆머리와 이마가 아픈 것으로 나타나는데, 이것이 편두통이다. _「영추」

미릉골眉稜骨 : 눈썹 근처의 뼈이 아파서 눈을 뜰 수 없고 낮에는 진정되었다가 밤이 되면 심해지는 것이나, 습담濕痰으로 인해 눈썹과 눈자위의 뼈가 아프고 몸이 무거운 경우를 미릉골통이라고 한다. _『입문』

1-4.
비듬퇴치법과 단방들

머리에 흰 비듬이 생기는 것은 폐와 관련된 증상이다. 폐는 피부와 털을 주관하기 때문에 폐가 풍열風熱을 받으면 두피가 마르고 가려우면서 흰 비듬이 생긴다. -『강목』

두풍증으로 흰 비듬이 생기면서 두피가 몹시 마르고 가려운 경우에는 여로藜蘆: 백합과의 여러해살이 풀를 가루 내어 쓴다. 먼저 머리를 감고 물기 없이 말린다. 그 다음 머리카락을 헤쳐 가루가 두피에 배도록 문질러 바르고, 이틀 밤 동안 꼭 싸매 두면 마르거나 가렵지 않다. 효과가 없으면 다시 하는데, 먼저 여로를 달인 물로 머리를 감고 약을 뿌리면 더욱 묘한 효과가 있다. -『입문』

두통을 모두 풍약風藥으로 치료한다고 한 것은 높은 산꼭대기 위에는 바람만이 도달할 수 있기 때문에 그 대체를 총괄하여 말한 것이다. _『유문사친』(儒門事親)

국화는 풍증으로 어지럽고 머리가 아픈 것을 치료한다. 꽃을 따서 가루를 내어 술에 한 돈약 3.75그램씩 타서 하루 두 번 먹는다. 혹은 많이 따서 술을 빚어 먹거나 술에 담가서 먹기도 한다. 또는 연한 줄기나 잎으로 국을 끓여 먹거나 나물로 무쳐 먹어도 좋은데 흰 국화가 더 좋다. 결명자는 두풍증을 치료하고 눈을 밝게 한다. 베개를 만들어 베고 자기에는 녹두보다 낫다. 편두통일 경우에는 가루를 내서 물에 개어 태양혈: 관자놀이 부위에 붙이면 아주 묘하다. 산수유는 두풍증과 머리뼈 아픈 것을 주로 치료한다. 또한 산수유는 간이 허하여 생긴 어지럼증도 치료하는 약이다. 달여서 늘 먹는다. 파 밑동은 감기로 머리가 아픈 것을 치료한다. 달여 먹고 땀을 내면 곧바로 효과가 나타난다. _『신농본초경』(神農本草經, 이하 '본초')

2-1.
자체 발광의 비밀:
얼굴은 오장의 표현이다

이마는 천정天庭이라 하는데 이는 심장心臟에 속한다. 턱은 지각地閣이라 하는데 이는 신장腎臟에 속한다. 코는 얼굴 가운데 자리 잡고 있는데 이는 비장脾臟에 속한다. 왼쪽 뺨은 간肝에 속하고, 오른쪽 뺨은 폐肺에 속한다. 이것이 얼굴에 해당하는 오장五臟의 부위이다. -『입문』

오장의 상태는 얼굴빛과 표정으로 드러난다. 간병의 외적 증상은 얼굴빛이 푸르고 성을 잘 내는 것이다. 심장병의 외적 증상은 얼굴빛이 붉고 잘 웃는 것이다. 비장병의 외적 증상은 얼굴이 노랗고 트림을 자주 하는 것이다. 폐병의 외적 증상은 얼굴빛이 하얗고 재채기를 자주 하는 것이다. 신장병의 외적 증상

은 얼굴빛이 검고 두려워하며 하품을 자주 하는 것이
다._『난경』(難經)

어떤 부인이 근심이 지나쳐 음식을 조절하지 못했다.
그러자 얼굴이 거멓고 윤기가 없어졌다. 특히 입술
둘레가 더욱 심하였고, 가슴속이 텅 비어 배고픈 것
같았다. 이것은 심장과 폐의 양기가 부족해져 피부와
혈맥을 자양하는 영·위기榮衛氣가 제대로 운행되지
못했기 때문이다. 이렇게 되면 얼굴에 광택이 사라진
다. 대신 간과 신장의 음기가 양기를 침범해, 검은 빛
이 얼굴에 드러나게 된다. 또한 비장의 상태는 입술
에 나타난다. 신장의 수水 기운이 비장의 토土 기운을
제압하면 검은 빛이 입술에 나타나게 된다._『위생보감』
(衛生寶鑑, 이하 '보감')

어떤 사람이 갑자기 온 얼굴이 검은빛이 되었다. 손
조孫兆라는 의원이 진찰하고 나서 "이것은 병이 아닙
니다. 더러운 냄새를 맡아서 그 기운이 얼굴 부위에
몰려 흩어지지 않았기 때문에 이런 빛이 나는 것입
니다"라고 말했다. 그러고 나서 환자에게 "한 달 전쯤
고약한 냄새를 피하지 않고 맡지 않았습니까?"라고 물
었다. 그러자 환자는 "어느 날 변소에 갔는데, 심한 악

취가 났지만 할 수 없이 한참 동안 뒤를 보았습니다. 그리고 다음날부터 이 병을 앓게 되었습니다"라고 대답했다. 손조가 "심한 악취를 없애려면 향기가 아주 강한 것을 쓰는 수밖에 없습니다. 침향·단향 각각 한 냥^{약 37.5그램}을 부스러뜨려서 화로에 넣고, 장막을 덮어서 향기가 흩어지지 않게 하십시오. 향 옆에 단정히 앉아 눈을 감고 정좌하고 있다가 향내가 사라진 다음에 나와야 합니다"라고 하였다. 환자는 그 말대로 향내를 맡았다. 점차 검은빛이 변하더니 10여 일이 되자 이전처럼 되었다. 대개 신장에 속한 것은 썩은 냄새이고, 비장에 속한 것은 향기로운 냄새인데, 비장의 토 기운이 신장의 수 기운을 억제하도록 처방했기 때문에 이와 같이 된 것이다. _ 손조(孫兆, 중국 북송 때의 의학자)

2-2.
얼굴이 추위를 견뎌내는 까닭

황제가 묻길, "사람의 머리와 얼굴, 전신은 뼈와 근육으로 연결되고, 혈과 기로도 연결되어 있습니다. 날씨가 추워져 땅이 갈라지고 얼음이 얼면, 갑자기 추워져 사람들은 손발을 오그리고 움직이기를 싫어합니다. 그러나 얼굴은 옷을 입지 않아도 추위를 타지 않으니, 이것은 어찌된 까닭입니까?"라고 하였다. 기백이 대답하길, "인체의 12경맥 간, 심장, 비장, 폐, 신장, 심포, 담, 소장, 위, 대장, 방광, 삼포의 경맥과 365락맥12경맥 사이를 이어 주는 맥의 혈기血氣는 모두 얼굴로 올라가 칠규七竅 : 눈, 코, 귀, 입로 흐릅니다. 그 정기精氣 가운데 양기陽氣는 눈으로 올라가서 볼 수 있게 하고, 거기에서 갈라져 귀로 가면 들을 수 있게 합니다. 가슴속에 쌓인 종기宗氣: 폐에서 흡입한 청기(淸氣)와 비위에서 소화한 곡기(穀氣)가 결합해 가슴 부위에 쌓인 기는 코로 올라가 냄새를 맡을 수 있게 하고, 위[胃]에서 나온 수곡의 정기는 입술과 혀로 들어가 맛을 볼 수 있게 합니다. 이러한 기에서 나온 진액은 모두 위[上]로 올라가 얼굴을 데우니, 얼굴 피부는 두껍고 살갖은 단단합니다. 때문에 심한 더위나 추위도 감당할 수 있는 것입니다"라고 하였다. _「영추」

2-3.
얼굴이 뜨거운 것, 얼굴이 시린 것

얼굴이 뜨거운 것은 위병胃病이다. _동원(李東垣, 금원시대의 4대 의학자 중 한 사람)

얼굴이 술에 취한 것처럼 붉게 되는 것은 위胃의 열이 위쪽[上]을 훈증했기 때문이다. _『금궤요략』(金匱要略)

음식을 절제하지 않으면 위胃에 병이 생기는데, 위에 병이 생기면 숨이 가쁘고, 정신이 흐리멍덩해지고 열이 몹시 난다. 화火의 기운이 올라와 유난히 얼굴을 달아오르게 할 때도 있다. _『비위론』

얼굴이 시린 것은 위胃가 허하기 때문이다. _『단심』

위 속에 한사寒邪와 습사濕邪가 있으면 얼굴이 추위를 견디지 못한다. 한 늙은 여승이 얼굴이 시려 바람이 부는 것을 싫어하였다. 여러 가지 치료를 다 해보았으나 효과가 없었다. 이 환자는 나이가 많은데 차가운 성질인 채식과 다과를 위주로 음식을 섭취했다. 이 때문에 위胃 경맥의 기가 위쪽[上]을 영양해 주지 못하여 병이 생긴 것이다. _『입문』

2-4.
얼굴 관리법과 단방들

손바닥을 뜨겁게 비벼 이마를 자주 문지르는 것을 '천정天庭을 닦는다'라고 한다. 머리카락이 난 경계까지 열네 번 내지 스물한 번을 문지르면 얼굴에서 저절로 빛이 난다. 이른바, '손은 늘 얼굴에 대고 있어야 한다'는 것은 이를 두고 한 말이다. _ 『양성서』(養性書)

소금은 얼굴에 여러 가지 색깔로 헌데를 치료한다. 소금을 넣고 끓인 더운물에 솜을 적셔 헌데를 눌러주는데, 하루에 대여섯 번 정도 하면 저절로 차도를 보인다.

벌꿀은 늘 먹으면 얼굴이 꽃처럼 화사해지는데, 오랫동안 복용하는 것이 좋다. 복분자도 얼굴빛을 좋게 만드는데, 이 역시 오래 복용하는 것이 좋다. 율피는 밤의 속껍질을 말하는데, 이것을 가루 내어 꿀에 타서 얼굴에 바르면 피부를 팽팽하게 해주고, 노인 얼굴의 주름살도 펴지게 만든다. 복숭아꽃은 안색을 좋게 하고 얼굴을 윤택하게 해준다. 술로 담가 마셔도 괜찮다. 살구씨는 얼굴에 생긴 기미를 없애 준다. 짓찧어 가루 내어 계란 흰자위에 타서 잠잘 무렵 얼굴에 발랐다가 이튿날 아침에 데운 술로 씻어 버린다. 큰 돼지 족발은 노인의 얼굴에 광택이 돌게 한다. 돼지 한 마리분의 족발을 먹는 법대로 손질하여 아교처럼 될 때까지 끓인다. 그것을 잠잘 무렵에 얼굴에 발랐다가 새벽에 좁쌀로 끓인 미음으로 씻어버리면 피부가 팽팽해진다. _『본초』

낭송Q시리즈 남주작
낭송 동의보감 외형편

3부
눈眼

3-1.
눈, 오장육부가 띄우는 별이 빛나는 곳

오장육부의 정기精氣는 모두 위로 올라가기 때문에 눈에는 장부의 정기가 나타나게 된다. 정기의 보금자리가 곧 눈인 셈이다. 신장[腎]의 정기는 눈동자가 되고, 간[肝]의 정기는 검은자위가 되고, 심장[心]의 정기는 혈락血絡이 되고, 폐[肺]의 정기는 흰자위가 되고, 비장[脾]의 정기는 눈꺼풀이 된다. 눈은 오장육부의 정기가 모인 곳이며, 영·위기와 혼백魂魄이 항상 빛나는 곳이고, 신기神氣가 나오는 곳이다. 따라서 정신이 피로하게 되면 혼백이 흩어지고 마음이 어지러워진다. _「영추」

눈동자와 검은자위는 음陰에 속하고, 흰자위와 혈락은 양陽에 속한다. 이처럼 음양이 서로 결합돼, 눈에

서 모이면 정명精明: 오장육부의 정기가 눈에서 신(神)으로 드러난 것
이 된다. 눈은 심장의 지시를 받는데, 심장은 신神이
저장된 곳이다. 그러므로 신이 혼란하여 눈에 정精이
전달되지 않으면, 갑자기 이상한 것이 보이고 정신
과 혼백이 산란해지는데 이를 '미혹된다'고 한다. 오
장육부, 12경맥, 365락맥은 그 혈기를 다 비장의 토
土 기운에서 품부 받아 눈으로 올려 보내 밝게 보도록
한다. 그러므로 비장이 허하면 오장의 정기精氣 모두
제 역할을 잃어 눈이 밝지 못하게 되는 것이다. _「영추」

동쪽과 청색은 간과 통하고, 간의 구멍은 눈이다. 따
라서 눈의 정기는 간에 저장되어 있다. 사람이 잠잘
때는 혈이 간에 모이고, 간에 혈이 모이면 간과 눈이
통하므로 볼 수 있게 된다. 그러므로 눈을 보면 간의
상태를 알 수 있다. _『내경』

3-2.
눈병의 세계

흰자위에 병이 생기는 이유는 추위나 더위에 상했거나, 찬 음료를 마셨거나, 몸이 허해졌을 때 한사寒邪가 들어갔기 때문이다. 그 증상은 아프기도 하고, 잘 보이지 않기도 한다. 흰자위에 병이 생기면 힘줄이 벌겋게 붓고, 해를 보면 안개가 낀 것 같고, 물건을 보면 연기가 낀 것 같다. 오랫동안 치료하지 않으면 흰 막이 생겨 눈앞이 캄캄해져 볼 수 없게 된다. _『세의득효방』 (世醫得效方, 이하 '득효')

검은자위에 병이 생기는 이유는 지나치게 기뻐하거나 성을 내거나, 너무 마음을 쓰거나, 낮에 멀리 있는 것을 많이 보거나, 밤에 잔글씨를 보았기 때문이다. 그 증상은 안쪽과 바깥쪽 눈꼬리 부위가 몹시 깔깔하고 눈알이 아프며, 사물이 분명하게 보이지 않고 눈알이 팽팽해지면서 당기는 것이다. 이런 경우에는 풍風을 없애는 약을 쓴다. _『득효』

눈꺼풀에 병이 생기는 이유는 열성이 있는 음식기름진 음식이나 술 등. 커피도 해당을 많이 먹거나, 파·마늘·생강·겨자·후추 등 매운 것을 즐겨 먹거나, 먼 길을 뛰어다니거나, 밥을 배부르게 먹고 곧 잠을 자서 풍이 쌓이고 담痰이 막혔기 때문이다. 그 증상은 눈알이 벌겋게 붓고 흐릿하게 보이면서 눈물이 많이 나오고, 속눈썹이 거꾸로 되어 눈을 찌르기 때문에 깔깔하고 아프며, 어혈이 눈동자에 생기는 것이다. 이때는 비脾의 기운을 잘 통하게 하는 약을 쓴다. _『득효』

눈가에 병이 생기는 이유는 칠정七情*이 지나쳐서 마음이 답답해지고 괴로우며, 속으로는 심장을 충동시키고, 밖으로는 눈을 피로하게 했기 때문이다. 그 증상은 붉은 핏줄이 안쪽과 바깥쪽 눈꼬리 부위에 얽히고, 흰 막이 검은자위를 가리며, 눈알이 부어서 눈

* 기뻐하는 것, 성내는 것, 근심하는 것, 생각하는 것, 슬퍼하는 것, 놀라는 것, 두려워하는 것

을 뜰 수 없으며, 뿌옇고 깔깔한 것이다. 오랫동안 치료하지 않으면 눈이 점점 어두워진다. 이때는 심장의 혈을 서늘하게 식혀 주는 약을 써야 한다. _『득효』

눈동자에 생기는 병의 원인은 지나치게 일을 하였거나 성욕을 억제하지 못한 데 있다. 또한 칠정을 지나치게 쓰면서 술과 밀가루 음식을 많이 먹고 짜고 매운 것을 좋아하여, 신장의 경맥을 자극해 눈동자에 영향을 주었기 때문이다. 그 증상은 차가운 눈물이 뺨으로 흘러내리고, 하루살이가 눈앞에 날아다니는 것같이 보이며, 적취積聚 : 뭉쳐 있는 덩어리나 풍허風虛: 몸이 허해져서 생기는 풍증로 눈이 깔깔하거나 가려우며, 눈에 막이 생겨 늘 시야가 어두운 것이다. 이런 경우에는 신장을 보하는 약을 쓴다. _『득효』

3-3.
시력이 나빠지는 이유

먼 것은 잘 보이지만 가까운 것이 잘 보이지 않는 것은, 양기陽氣가 지나치고 넉넉하나 음기陰氣는 부족하기 때문이다. 이것은 혈은 부족하고 기가 왕성한 것인데, 기가 왕성하다는 것은 화火의 기운이 지나치다는 뜻이다. 가까운 것은 보이지만 먼 것이 보이지 않는 것은, 양기가 부족하고 음기가 지나치기 때문이다. 즉 기가 부족하고 혈이 왕성한 것인데, 혈이 왕성하다는 것은 음화陰火가 지나치다는 것이고, 기가 부족하다는 것은 원기가 쇠약하다는 뜻이다. 이것은 노인들의 만년에 나타나는 현상이다. _동원

오장의 정명精明은 눈으로 모인다. 정명精明은 만물을 보게 하고 흑백을 분별하게 하며, 길이를 가늠하게

하는 것이다. 긴 것을 짧다 하고, 흰 것을 검다 하는 것은 장부의 정精이 쇠약한 것이다. 눈은 간의 구멍이므로, 간이 허하면 눈앞이 어른어른하고 잘 보이지 않는다. _『내경』

눈이 어두워 보이지 않는 것은 열 때문이다. 땀구멍은 없는 데가 없다. 사람의 장부와 피모·기육·근막·골수·손발톱·치아 모두 마찬가지다. 이곳은 기가 드나들고 오르내리는 길이자 문이다. 그런데 이와 같은 작용을 하지 못하게 되는 것은, 열기가 뭉쳐 땀구멍을 꽉 막아서 기액氣液과 혈맥血脈·영위榮衛·정신精神이 제대로 오르내리고 드나들지 못하기 때문이다. 울결된 것이 덜하고 더한 데 따라 병의 경중이 정해진다. 그러므로 열이 눈에 뭉치면 눈이 보이지 않게 된다는 것을 알 수 있다. 눈이 어두우면서 검은 꽃무늬가 보이는 것은 열기가 심하여 눈에 퍼졌기 때문이다. _하간(河間, 유완소劉完素. 금원시대의 4대 의학자 중 한 사람)

3-4.
눈에 병이 생기는 까닭

파·마늘·생강·겨자·후추 등 매운 것을 생식하는 것, 열성이 있는 음식을 먹는 것, 머리에 침을 놓아 피를 많이 빼는 것, 눈을 크게 떠서 먼 곳을 보는 것, 밤에 작은 글자를 보는 것, 연기 나는 곳에 오래 있는 것, 장기나 바둑을 쉬지 않고 두는 것, 밤새 책을 읽는 것, 술을 많이 마시는 것, 뜨거운 밀국수를 먹는 것, 여러 해 동안 글을 베끼는 것, 세밀한 조각을 하는 것, 눈물을 지나치게 흘리는 것, 성생활을 절제 없이 하는 것, 해와 달을 자주 바라보는 것, 달빛 아래에서 책을 보는 것, 밤에 별과 달을 보는 것, 눈을 크게 뜨고 산천 초목을 자세히 살피는 것 등은 모두 눈을 상하게 한다. 또한 말을 타고 달리면서 사냥하는 것, 찬바람과 서리를 맞으며 걷는 것, 바람을 맞으며 밤낮없이 짐

승을 따라다니는 것도 다 눈을 상하게 하는 원인이
된다.

3-5.
독서로 손상된 눈을 관리하는 법

책을 오랫동안 보면 혈血이 상한다. 혈은 간이 주관하기 때문에 책을 많이 읽으면 간이 상한다. 간이 상하면 그 안에서 풍열風熱이 생기고, 열기가 올라가 눈이 어두워진다. 따라서 전적으로 보약만 써서는 안 된다. 이런 경우에는 혈을 보하고 간을 진정시키며 눈을 밝게 하는 약을 쓰면 저절로 낫는다. _『강목』

진晉나라 범녕范寧이 눈병을 앓게 되어 장담張湛: 6세기경의 의가에게 가서 처방을 구하였다. 장담이 웃으며 말하기를, "책을 덜 읽는 것이 첫째이고, 사색을 덜 하는 것이 둘째이며, 눈을 감고 속으로 새기는 일을 많이 하는 것이 셋째이고, 밖으로 보는 일을 줄이는 것이 넷째이며, 늦게 일어나는 것이 다섯째이고, 일찍 자

는 것이 여섯째이다. 이 여섯 가지를 명심하고 7일 동
안만 어김없이 하게 되면 효과가 나타나기 시작한다.
1년 동안만 수련하면, 가까이는 자기 속눈썹까지 셀
수 있게 되고, 멀리는 막대기 끝을 볼 수 있게 될 것이
다. 오랜 기간 수련하면 담장 밖의 것도 밝게 볼 수 있
을 것이다"라고 하였다. 비록 농담 같아 보이지만, 기
묘한 방법이다. _『보제본사방』(普濟本事方, 이하 '본사')

옛말에 "지나친 독서는 간을 상하게 하고 눈을 손상
케 한다"라고 했는데, 이는 참으로 옳은 말이다. 독서
나 바둑을 과도하게 하여 눈에 병이 나는 것을 간로肝
勞라고 한다. 이를 치료하려면 3년 동안 눈을 감고 아
무것도 보지 말아야 한다. 단지 간의 기운을 내린다
든가 여러 가지 치료를 한다고 해도 효과가 없을 것
이다. _『침구자생경』(鍼灸資生經, 이하 '자생')

3-6.
눈병에 대처하는 방법

팽진인彭眞人은 눈병이 생겼을 때 밤낮을 가리지 않고 눈을 똑바로 뜨고 주시하다가 잠시 감고, 감았다가 다시 떠서 자세히 보곤 하였다. 이렇게 거듭 행하여 내공이 쌓이게 되자, 가는 털끝까지 볼 수 있게 되었다. 서진인徐眞人 역시 눈병을 앓았을 때 캄캄한 방에 단정하게 앉아 눈알을 여든한 번 굴리고는, 눈을 감고 정신을 집중시키는 일을 반복하였다. 수년이 지나지 않아, 신령스러운 빛이 저절로 나타나 금고리처럼 되더니 영원히 눈이 어두워지지 않았다. 서진인은 "눈알을 굴려 눈멀 일이 없어졌네"라고 노래하였다. 이는 모두 눈을 관리하는 방법이다. _『자생』

두 손바닥을 뜨겁게 비빈 다음 양쪽 눈을 매번 열네

번씩 눌러 주면, 눈에 흰 막이 생기지 않고 눈이 밝아지며 풍風도 없어진다. 이 방법보다 더 좋은 관리법은 없다. 늘 손가락으로 양 눈썹 끝의 작은 구멍이 있는 곳을 스물일곱 번 이상 눌러준다. 또 손바닥이나 손가락으로 양쪽 눈 밑의 관골광대뼈 부위를 비벼 준다. 손으로 귀를 40회 이상 잡아당기고, 손을 비벼서 약간 열이 나게 한 뒤 이마의 미간에서 머리털이 난 곳까지 스물일곱 번 이상 거꾸로 쓰다듬는다. 입에서는 침을 여러 번 삼킨다. 이렇게 늘 하면 눈이 밝아져, 일년 후면 밤에도 책을 볼 수 있게 된다. _『양성』(養性)

눈병이 났을 때는 주색酒色과 칠정七情을 가장 조심해야 한다.

대체로 눈병을 앓을 때는 닭고기·생선·술·국수·찹쌀·짠 것·신 것·열성 음식·기름진 것·여러 독물 등을 먹지 말아야 한다. 눈은 우리 몸에서 가장 중요하다. 먹는 것을 주의하지 않으면 약을 먹어도 효과가 없을 뿐만 아니라 스스로 몸을 망치는 셈이 된다. 돼지고기를 양념하지 않고 삶아서 매일 밥과 먹는 것이 좋고, 산약·무 등 채소나 과일도 모두 좋다. _『득효』

3-7.
눈병을 낫게 하는 단방들

소금을 물에 끓여서 따뜻할 때 눈을 씻어 주면 눈이 어둡고 핏발이 선 것이 없어진다. 소금이 몰린 피를 잘 흩어 주기 때문이다. _『인재직지』(人齋直指, 이하 '직지')

국화는 눈의 흰 막을 없애 주고 눈을 밝게 하며, 눈의 피를 보양한다. 내장內障: 눈동자나 눈 속의 각 조직에 생기는 질환을 치료하며, 바람을 맞으면 눈물이 나오는 것을 멎게 해준다. 가루 내어 먹거나 달여 먹거나 다 좋다.
_『본초』

결명자는 눈 속에 군살이 자라나는 것, 시야가 흐릿한 것, 붉거나 흰 막이 생긴 것, 붓고 아프면서 눈물이 나오는 것을 치료한다. 이는 결명자가 간의 열을 없애 주기 때문이다. 매일 아침 한 숟가락씩 비벼서 깨 끗하게 한 후 공복에 삼킨다. 백 일을 먹으면 밤에도 사물을 볼 수 있다. _『본초』

배즙은 갑자기 눈에 핏발이 서고 군살이 돋아나는 것을 치료한다. 좋은 배 1개를 갈아서 즙을 내고 황련가지 3개를 썰어 무명베에 싸서 담가 둔다. 노란 물이 우러나기를 기다려 이것을 눈에 넣는다. _『강목』

첫아들을 낳은 산모의 초유는 눈에 핏발이 서면서 아프고 눈물을 많이 흘리는 것을 치료한다. 눈에 넣어 주면 좋다. 젖이 눈병을 치료하는 데 큰 도움이 되는 것은 무엇 때문인가? 사람의 심장은 피를 만들고, 간은 피를 저장하는데, 간이 피를 받아야 볼 수 있다. 물은 경맥에 들어가면 피가 되고 위로 올라가면 젖이 되어 나오며, 아래로 내려가면 월경이 되어 나온다. 그러므로 젖이 곧 피라는 것을 알 수 있다. 그러니 이것을 눈에 넣어 주면 어찌 좋지 않겠는가? _『본초』

돼지간은 눈을 밝게 해준다. 간의 열로 인해 눈에 핏발이 서고 깔깔하면서 아픈 것도 치료한다. 돼지간한 벌을 얇게 썰어 간장과 식초를 쳐서 먹는다. _『본초』

낭송Q시리즈 남주작
낭송 동의보감 외형편

4부
귀耳

4-1.
귀는 신장의 구멍,
혈기 조화의 바로미터

내경에서 "신장은 귀를 주관한다"라고 하였다. 또한 "신장의 구멍은 귀다"라고 하였다. 귀는 여러 경맥이 모이는 곳이다. 정기가 조화로우면 신장이 강성해져서 귀가 오음을 들을 수 있다. 일을 많이 하여 기혈을 손상시키고, 풍사風邪까지 받아 신장이 상하고 정기가 허약해지면 귀가 먹어서 들을 수 없게 된다.

_『보감』

달이 반드시 햇빛을 받아야 빛을 내듯이, 사람의 귀와 눈도 반드시 양기를 받아야 비로소 밝아질 수 있다. 따라서 귀와 눈의 음혈陰血이 부족하면 양기가 더해지더라도 받아들일 수 없으므로 보고 듣는 것이 밝지 못하다. 귀와 눈의 양기가 부족하여도 음혈이 작용할 수 없으므로 역시 밝지 못하다. 그러므로 귀와 눈은 반드시 혈血과 기氣를 조화시켜야 비로소 밝게 볼 수 있고 들을 수 있게 된다. _『강목』

귀의 수양법은 손으로 귓바퀴를 몇 번이고 비벼 주는 것이다. 이것은 귓바퀴를 단련시켜 신장의 기운을 보해 주고 귀가 어두워지는 것을 막아 준다. 청력을 기르려는 사람은 늘 배부르게 먹어야 한다. _『양성』

4-2.
귀에 생기는 병들

황제가 묻기를 "사람의 귀에서 소리가 나는 것은 어떤 기운이 작용하여 그런 것입니까?"라 하였다. 기백이 대답하기를, "귀는 여러 경맥이 모인 곳입니다. 그런데 위胃 속이 비면 여러 경맥이 허해지고, 여러 경맥이 허해지면 그 기운이 아래로 처져 맥이 약해지므로 귀에서 소리가 나는 것입니다"라고 하였다. -「영추」

사람이 욕망을 절제하지 않거나 일을 지나치게 많이 하거나, 중년 이후 중병을 앓으면 신장의 수水 기운이 고갈되고 음화陰火가 타오른다. 이 때문에 하루도 쉬지 않고 귀가 가렵거나 소리가 난다. 그 소리는 매미 우는 소리 같기도 하고 종이나 북 소리 같기도 하다. 이것을 빨리 치료하지 않으면 점차 귀가 멀게 되는데 참으로 안타까운 일이다._『정전』

귀가 먼 것[耳聾]은 다 열증에 속한다. 그러나 왼쪽 귀만 안 들리는 경우가 있고, 오른쪽 귀만 안 들리는 경우도 있으며, 양쪽 귀가 다 안 들리는 경우도 있으므로 구별해서 보지 않으면 안 된다._『단심』

왼쪽 귀가 먼 것은 부인에게 많은데, 그것은 자주 성내기 때문이다. 오른쪽 귀가 먼 것은 남자에게 많은데, 그것은 색욕이 많기 때문이다. 양쪽 귀가 다 먼 것은 좋은 음식을 먹는 사람에게 많은데, 그것은 기름지고 단것을 많이 섭취하기 때문이다._『의감』

어떤 사람이 귀가 가려운 증상[耳痒]이 있었다. 하루에 한 번씩 발작하는 것이 두려울 정도였는데, 피가 나오도록 후비면 좀 나았다가 다음날에는 또 그러곤 하였다. 이것은 신장의 기운이 부족하여 독기가 위로 치밀었기 때문에 생긴 것인데, 보통 방법으로는 쉽게 치료가 안 된다. 국방투빙단局方透氷丹을 복용하고 술·국수·닭고기·돼지고기·맵고 열을 내는 음식을 꼬박한 달간 먹지 않아야 차도가 있지, 그렇지 않으면 효과가 없다._『득효』

소금은 귀가 갑자기 아픈 것을 치료한다. 소금 서너 댓 되한 되는 약 1.8리터를 뜨겁게 볶아 쪽물 들인 천에 싸서 벤다. 식으면 다시 바꾸어 주는데 곧 효험이 나타난다. _『강목』

백반은 귀에서 고름이 나오는 것을 치료한다. 구워서 가루 내어 사향을 조금 섞은 다음 솜에 싸서 귓구멍을 막는다. _『본초』

박하는 귀에 물이 들어간 것을 치료한다. 즙을 내서 귀에 떨어뜨려 주면 곧 효험이 있다. _『경험양방』(經驗良方, 이하 '경험')

살구씨는 귀가 아프고 고름이 나오는 것을 치료한다. 살구씨가 붉어지도록 볶은 다음 가루 내서 파즙으로 반죽하여 환을 만든다. 이것을 솜에 싼 뒤 귓속에 넣어 주는데, 하루 세 번 교체해 준다. _『본초』

4-3.
귀에 벌레가 들어갔을 때

여러 가지 벌레가 귀에 들어가서 나오지 않을 때는 칼 두 자루를 귀에 대고 마주 갈아 소리를 낸다. 그러면 벌레가 그 소리를 듣고 저절로 나온다. 거울을 마주쳐서 소리를 내도 벌레가 나온다. _『본초』

벌레가 귀 안에 들어가서 아픈 경우에는 뱀장어기름을 귓구멍에 바른다. _『본초』

해로운 벌레가 귀 안에 들어갔을 때 복숭아나뭇잎으로 베개를 만들어 베면 벌레가 코로 나온다. _『득효』

낭송Q시리즈 남주작
낭송 동의보감 외형편

5부
코鼻

5-1.
코는 폐의 구멍, 신기의 문

『내경』에서 "서방西方은 백색白色을 상징하고 폐와 상
통하는데, 폐는 코로 구멍이 열려 있다"라고 하였다.
오기五氣: 중앙과 사방의 기 혹은 오행의 기가 코로 들어가서 심
장과 폐에 간직되니 심장과 폐에 병이 생기면 코가
잘 통하지 않는다. _『정리』

『난경』難經에서 "폐기肺氣는 코로 통하기 때문에, 폐의
기능이 정상적이면 코가 제대로 작동하고 나쁜 냄새
를 잘 맡을 수 있다"라고 하였다.
『황정경』黃庭經에서는 "신려神廬 중의 코털을 잘 다듬
어 주어야 호흡하는 기가 단전丹田으로 들어간다"라
고 하였다. '신려'라는 것은 코인데, 바로 신기神氣가
드나드는 문이다. _『의방유취』(醫方類聚, 이하 '유취')

노자가 말하길 "곡신谷神은 죽지 않으니, 이것을 현빈玄牝이라 한다. 현빈의 문은 천지만물의 근원이다. 그것은 영원히 존재하며 작용은 무궁무진하다"라고 하였다. 무엇을 현빈의 문호라고 하는가? 코는 하늘의 기운이 통하는 곳이므로 현문玄門이라 하고, 입은 땅의 기운이 통하는 곳이므로 빈호牝戸라고 한다. 그러므로 입과 코가 바로 현빈의 문인 것이다. _『정리』

5-2.
콧속의 병들

비연鼻淵은 탁한 콧물이 그치지 않고 흐르는 것이다.
_『내경』

『내경』에서 말하길 "담膽에 있던 열이 뇌腦로 옮겨 가
면 콧마루가 시큰거리면서 비연이 된다. 이것이 심해
지면 코피가 나오고 눈이 어두워진다"라고 하였다.
코에서 늘 냄새가 나는 누런 물이 나오고, 심한 경우
에는 골 속까지 아픈 것을 속칭 '공뇌사'控腦砂라고 한
다. 이것은 벌레가 뇌 속을 파먹기 때문에 생긴 것이
다. _『정전』

비구鼻鼽는 맑은 콧물이 흐르는 것이다. _『입문』

바람을 맞아 상하게 되면 맑은 콧물을 줄줄 흘린다.
_『강목』

맑은 콧물을 흘리는 것은 폐肺가 차가워졌기 때문이
다. _『만병회춘』(萬病回春, 이하 '회춘')

코막힘[鼻塞]은 다 폐에 속한다. _『강목』

피모皮毛가 찬 기운에 상하면 코가 막혀서 잘 통하지
못하고, 화火 기운이 기도에 몰려 있으면 좋고 나쁜
냄새를 가리지 못한다. 갓 생겼을 경우 우연히 찬바
람을 맞으면 코가 막히고 목소리가 가라앉으며, 맑은
콧물이 나오고 재채기가 난다. _『입문』

비치鼻痔*는 폐에 열이 심한 상태로 오랫동안 지속되
어 탁한 것이 엉기고 뭉쳐서 군살이 된 것이다. 이렇
게 되면 대추씨만 한 군살이 생겨 콧구멍을 막게 된
다. _『입문』

---

* 비치(鼻痔) : 코 안에 군살이 생긴 병증. 폐의 경맥에 풍습열이 옹체(壅滯)되어
발생하는데, 코 안에 석류 모양의 군살이 생겨서 점점 커지면 아래로 늘어지며,
자주색을 띠고 약간 단단하며, 콧구멍을 막아서 숨쉬기가 곤란하게 된다.

이 병비치은 기름진 음식을 지나치게 먹어서 기가 뭉치고, 습열濕熱이 폐문肺門을 훈증熏蒸하기 때문에 생긴다. 이것은 마치 여름철 장마가 그친 뒤에 땅에 갑자기 버섯이 돋아나는 것과 같다. - 『의감』

5-3.
딸기코, 그것이 알고 싶다

폐는 높은 곳에 위치하고 있으며 형질은 연하다. 그 성질은 찬 기운을 싫어하고 뜨거운 기운도 싫어한다. 이 때문에 독한 술을 자주 마시면 처음에는 폐를 상하게 되고, 열이 오랫동안 몰려 있으면 밖으로 드러나서 코끝이 붉어진다. 여기에 더운 기운을 만나면 붉게 되고, 찬 기운을 만나면 검게 된다. _『정전』

얼굴은 양陽 중의 양이고, 코는 얼굴 한복판에 있다. 그러므로 온몸의 혈血이 돌아가다가 얼굴과 코에 이르러서는 지극히 맑고 정미로운 혈이 된다.
술을 많이 마시면 그 술기운이 얼굴과 코를 훈증한다. 얼굴과 코가 술기운을 받으면 혈이 몹시 뜨거워진다. 그 뜨거운 혈이 찬 기운을 받아서 탁해지고 엉겨서 운행되지 못하기 때문에 짙은 자흑색이 된다.
이것을 치료하려면 막힌 피를 잘 돌게 하고, 새 피가
생기게 해야 한다. _『정전』

5-4.
코로 진단하기 혹은 콧병 퇴치법

「영추」에서 말하길 "코끝의 색깔이 푸른 것은 통증이 있다는 것이고, 검은 것은 피로한 것이며, 붉은 것은 풍증風症이다. 누런 것은 대변을 보기가 힘든 증상이 있다는 것이며, 색이 선명한 것은 담음이 정체되어 있다는 것이다"라고 하였다. 코의 색깔이 푸른 것은 복통이 있다는 것인데, 몸이 차가워지는 경우 죽는다. _『정전』

코끝이 약간 흰 것은 피를 많이 흘렸다는 것이고, 붉은 것은 피에 열이 있다는 것인데, 술을 많이 마시는 사람에게서 흔히 나타난다. _『삼인극일병증방론』(三因極一病證方論, 이하 '삼인')

코의 수양법은 가운뎃손가락으로 늘 콧마루 양쪽을 이삼십 번씩 문질러 코의 안팎을 뜨거워지게 하는 것이다. 이것은 코에 기운을 불어넣어 폐를 윤택하게 하는 것이다. 또한 늘 콧속의 털을 제거해 주어야 하는데, 코는 신기神氣가 드나드는 문이기 때문이다.
_ 『양성』

노인에게 맑은 콧물이 그치지 않는 경우에는 통마늘 너덧 개를 짓찧어 발바닥 장심掌心: 발바닥의 한가운데에 종이로 붙여 주면 저절로 멎는다. _ 『종행선방』(種杏仙方, 이하 '종행')

낭송Q시리즈 남주작
낭송 동의보감 외형편

6부
입과 혀 口舌

6-1.
입과 혀 그리고 입술의 모든 것

입은 옥지玉池라고 한다. 『황정경』에서는 "옥지玉池의 맑은 물이 영근靈根을 적신다"라고 하였다. 주석에서는 "옥지란 입이고, 맑은 물이란 침이며, 영근이란 혀다"라고 하였다.

혀는 심장의 싹이다._『입문』

『내경』에서 말하길 "심장과 통하는 구멍은 혀이다"라고 하였다. 또한 "심장의 기운이 혀와 통하기 때문에 심장의 기가 조화로워야 혀가 오미五味를 구별할 수 있다"라고 하였다.

입술은 비장에 속한다. 『내경』에서는 말하길 "비장은

입을 주관한다"라고 하였고, "비장과 통하는 구멍은 입이다"라고 하였다.

『난경』에서 말하길 "비장의 기운은 입으로 통하기 때문에 비장의 기가 조화로워야 오미를 구별할 수 있다"라고 하였다.

『내경』에서 말하길 "중앙의 황색은 비장과 통하고, 비장은 입으로 구멍이 뚫려 있기 때문에 그 질병은 흔히 혀뿌리에서 나타난다"라고 하였다.

6-2.
병과 입맛

열熱이 치성하면 입맛이 쓰고, 한寒이 치성하면 입맛이 짜며, 음식에 체한 지 오래되면 입맛이 시고, 가슴에 열이 뭉쳐 괴롭고 초조한 증세가 있으면 입맛이 떫으며, 허하면 입맛이 담담하고, 황달이 있으면 입맛이 달다. 피로가 쌓이면 입에서 냄새가 나고, 기가 엉기고 막히면 입이 헌다.

입 안의 진액은 오장과 통하므로 오장 중 어느 장의 기가 지나치게 성하면 그에 해당되는 맛이 입에 나타난다. 간에 열이 있으면 입맛이 시고, 간의 기가 비장의 기를 억눌러도 입맛이 시다. 심장에 열이 있으면 입맛이 쓰고 간혹 헌데가 생긴다. 간의 열이 담膽으로 전이되면 입맛이 쓰다. 『내경』에서 말하길 "병이 생겨 입맛이 쓴 것을 '담단'膽癉이라고 한다. 이런 사람은 여러 가지 생각을 많이 하면서도 결단을 내리지 못하기 때문에, 담이 허해지고 그 기가 위로 넘쳐올라가서 입이 쓴 것이다"라고 하였다. 비장에 열이 있으면 입맛이 달고 냄새가 나기도 한다. 위胃에 열이 있으면 입맛이 달고, 위가 허하면 입맛이 담담하다. 폐에 열이 있으면 입맛이 맵고, 신장에 열이 있으면 입맛이 짜다. _『득효』

6-3.
지독한 입냄새와 입안이 헌 것

입에서 냄새가 나는 것[口臭]은 위胃에 열熱이 있기 때문이다.

입냄새[口臭證]는 열기熱氣가 가슴에 몰려 있다가 잠복된 열을 끼고 입으로 올라오기 때문에 생긴다. _『직지』

가슴속에 허화虛火나 울열鬱熱이 쌓여 있으면 입냄새가 난다. _『입문』

신경을 너무 썼거나 기름진 음식을 많이 먹어서 숨쉴 때 비린내가 나는 경우도 있고, 고기를 많이 먹어서 가까이 갈 수 없을 정도로 입냄새가 나는 경우도 있다.

어떤 사람이 입냄새가 심한 병을 앓았는데 마치 변소에 간 것 같아 친척들조차도 마주보고 말하려 하지 않았다. 이에 장종정이 말하기를, "폐의 금金 기운은 원래 비린내를 주관하는데, 지금 폐의 금 기운이 화 기운의 억제를 받고 있다. 심장의 화火 기운이 냄새를 주관하므로 당연히 이와 같이 되는 것이다. 이것이 오래되면 썩은 냄새로 변하는데, 썩은 냄새는 신장이 주관한다. 이것은 화 기운이 극도에 달하면 도리어 수水 기운의 작용까지 겸하기 때문이다"라고 하였다.

_ 자화(子和, 장종정張從正. 금원시대의 4대 의학자 중 한 사람)

구미口糜란 입 안이 헌 것이다. _『입문』

『내경』에서 말하길 "방광의 열이 소장으로 전이되면 장이 막혀서 대변을 보지 못하고 위로는 입이 헌다"라고 하였다. 입이 헐어 붉게 되는 것은 심장에 열이 있기 때문이고, 허옇게 되는 것은 폐에 열이 있기 때문이다. _『입문』

6-4.
입술의 병들

입술은 비장에 속하므로 비장에 풍사風邪가 있으면
입술이 떨리고, 한사寒邪가 있으면 오므라들며, 열사熱
邪가 있으면 마르고 갈라진다. 혈이 부족하면 혈색이
없고, 기가 울체되면 헐면서 붓는다. 그러므로 입술
에 병이 생기면 그 증상에 따라 비장을 치료하는 것
이 좋다. _『입문』

입술이 헐어서 오랫동안 차도를 보이지 않는 경우에
는 음력 8월의 쪽잎을 짓찧어 즙을 내고, 그것으로 씻
어 주면 사흘이 지나지 않아 차도를 본다. 또한 흰 연
꽃잎을 붙여도 신기한 효험이 있는데, 입술이 터져서
피가 나오는 것도 곧 멎게 한다. _『단심』

입술이 조여들어 벌리지도 못하고 다물지도 못하며 음식을 먹지 못하는 것은 빨리 치료하지 않으면 위험하다. 이것은 기이한 병으로서, 견순繭脣이라고도 하고, 긴순緊脣이라고도 하며, 심순瀋脣이라고도 한다. - 『제생』

6-5.
혀의 병들

심장·간·신장 세 경맥에 사기邪氣가 침범하면 혀가 말려들어 말을 하지 못하게 된다. 칠정七情의 기가 몰리면 혀가 부어 말을 하지 못하게 된다. 심장에 열이 있으면 혀가 터져서 헌데가 생기고, 간의 기운이 막히면 출혈이 샘솟듯하며, 비장의 기운이 막히면 백태白胎, 白苔가 눈처럼 끼는데, 이것은 다 혀에 병이 생긴 것이다. _『득효』

혀가 부어 입 안에 가득 차서 숨을 내쉬지 못하는 것을 목설木舌이라고 한다. 목설은 심장과 비장에 열이 몰려서 생긴다. _『입문』

어떤 노인이 혀뿌리가 부어올라서 점차 입 안에 가득

차게 되어 몹시 위험하였다. 대인戴人이 보고 말하기를, "피가 몰려서 실해진 것은 터뜨려야 한다"라고 하면서 피침鈹鍼*으로 하루에 여덟, 아홉 차례 찔러서 피를 약 두세 잔 빼냈다. 점차 부은 것이 빠지면서 통증도 줄어들었다. 혀는 심장의 상태가 겉으로 나타나는 곳인데, 심장은 피를 주관하기 때문에 피를 빼주면 낫는 것이다. _ 자화

혀가 나와서 들어가지 않는 것을 양강陽强이라고 하고, 혀가 오그라들어서 말을 하지 못하는 것을 음강陰强이라고 한다. _ 『의감』

어떤 부인이 아이를 낳고는 혀가 나와서 들어가지 않았다. 그를 본 주진周眞**이 주사朱砂를 혓바닥 위에 붙이고 아이 낳는 모습을 취하게 한 다음 여자 두 명에게 그 부인을 붙들고 있게 하였다. 그리고 벽 밖에 질그릇을 올려놓았다가 떨어뜨려서 소리가 나게 하였는데, 소리를 듣자마자 혀가 줄어들었다. _ 『입문』

* 피침 : 양쪽 끝에 칼처럼 날이 있는 침인데, 곪은 것을 째거나 피를 빼내는 경우에 쓴다.
** 주진(周眞) : 중국 원나라 때의 의가(醫家). 자(字)는 자고(子固), 호(號)는 옥전은자(玉田隱者)이다. 기이한 병을 잘 치료하여 이름을 떨쳤다.

혓바늘이 돋는 것은 열熱이 심하게 뭉쳤기 때문이다.
_『입문』

혀가 마르고 껄끄러우며 소귀나무의 가시처럼 혓바늘이 돋은 경우에는 생강을 두껍게 썰어 꿀을 발라 혓바닥을 문질러 주면 혓바늘이 금세 사라진다. _ 동원

6-6.
입에 생긴 황당 사건들

턱뼈가 빠졌을 경우에는 환자를 앉힌 다음 손으로 뺨을 110여 번 비벼 주고 입을 벌리게 한다. 그 다음 양쪽 엄지손가락을 환자의 입에 넣어 어금니에 대고 나머지 양쪽 손가락으로 아래턱을 잡고 밀어 넣으면 곧 턱이 들어가 바르게 된다._『의림』

하품하다 아래턱뼈가 어긋나 입을 벌리지 못할 때에는 다른 사람이 두 손으로 턱을 당겼다가 천천히 밀어 넣으면 다시 들어간다. 이때 반드시 손가락을 빨리 꺼내지 않으면 물려서 상할 우려가 있다._『득효』

「영추」에서 말하길 "황제가 '사람이 스스로 혀를 깨무는 것은 어떠한 원인이 그렇게 만드는 것입니까?'

라고 물었다. 이에 기백이 대답하였다. '이는 기가 거슬러 오르면 그것을 따라 경맥의 기가 다 몰리기 때문입니다. 소음少陰의 기가 이르면 혀를 깨물고, 소양少陽의 기가 이르면 볼을 깨물고, 양명陽明의 기가 이르면 입술을 깨물게 됩니다.'"라고 하였다.'

어른이나 어린이가 우연히 칼을 입에 물고 있다가 혀를 베였을 때는 계란 속껍질을 쓴다. 이것을 혀에 씌운 다음 파혈단破血丹을 꿀에 타서 혀뿌리에 발라 주면 피가 멎는다. 그 다음 꿀에 황랍꿀을 짜내고 찌꺼기를 끓여 만든 기름덩어리을 묽지도 되지도 않게 타서 계란 속껍질을 씌운 위에 바른다. 그것은 계란 속껍질의 성질이 연하므로 약성을 투과할 수 있기 때문이다. 계속 부지런히 발라주면 3일이면 혀가 다시 붙는데, 이렇게 되면 계란 속껍질을 떼어 버리고, 단지 꿀에 황랍을 타서 자주 발라 주기만 하여도 7일이면 완전히 낫는다. _『의림』(醫林)

다니다가 넘어져서 혓바닥이 뚫렸거나 끊어져서 피가 멎지 않고 나올 때는 거위 깃털에 쌀식초를 묻혀 끊어진 곳에 자주 발라 주면 피가 멎는다. _『입문』

6-7.
입술과 혀의 진단법과 단방들

비장이나 폐의 병을 오래 앓으면 허(虛)해져서 입술이 하얗게 된다. 혈기가 부족하고 냉기가 침범하면 입술이 푸르게 된다. 이마가 검으면서 입술이 푸른 것은 한증寒證이다. _전을(錢乙, 중국 북송의 명의)

비장 경맥의 기가 끊어지면 입술이 뒤집어진다. 입술이 뒤집어지는 경우는 죽는다. 입술은 살의 근본인데, 입술이 뒤집어진다는 것은 살이 먼저 죽었다는 것이기 때문이다. _『강목』

어린이가 입 안이 헐어서 약을 먹이기 어려울 때는 백반이나 오수유를 가루 내어 식초에 갠 후 발바닥에 붙여 주어도 효험이 있다. _『강목』

어린이의 입 안이 헐었을 때는 박하즙으로 입 안을 씻어 주고 수박물을 조금씩 먹인다. _『입문』

어린이가 혀를 날름거리는 것[弄舌]은 비장에 미열이 있어서인데, 혀로 통하는 낙맥絡脈을 약간 오그라들게 하였기 때문이다. _전을

정화수井華水 : 새벽에 처음 길은 우물물는 입냄새를 치료한다. 이른 아침에 물을 떠서 입에 머금고 있다가 화장실에 뱉어 버리는데, 몇 번 하면 즉시 차도를 본다. 소금에 절인 매실은 입냄새를 치료한다. 늘 물고 있으면 입내를 향기롭게 해준다. 유자는 술을 마시는 사람의 입냄새를 치료한다. 늘 씹고 있어도 좋고, 또한 달여서 물을 마셔도 좋다. 벌꿀은 입술과 입 안이 헌 것을 치료한다. 늘 머금고 지낸다. _『본초』

낭송Q시리즈 남주작
낭송 동의보감 외형편

7부
치아牙齒

7-1.
치아는 뼈의 정수다

치아는 뼈의 여분으로서 신장의 영양을 받으며, 숨이 드나드는 문이다._『득효』

그러므로 『내경』에서 말하길 "신장이 쇠약하면 치아가 빠지고, 정기精氣가 왕성하면 치아가 튼튼하며, 허열虛熱이 있으면 치아가 흔들린다"라고 하였다._『직지』

『내경』에서 말하길 "여자는 7세가 되면 신장의 기운이 왕성해지며 유치乳齒를 갈고 머리카락이 길게 자란다. 21세가 되면 신장의 기운이 충만해지므로 진아眞牙,智齒가 나와 자라고 모든 치아가 완전히 자란다. 남자는 8세가 되면 신장의 기운이 충실해지면서 머리카락이 길게 자라고 유치를 갈게 된다. 24세가 되면 신장의 기운이 충만해지므로 진아가 나와서 자라고 모든 치아가 완전히 자란다. 40세가 되면 신장의 기운이 쇠약해지기 시작하므로 머리카락도 빠지기 시작하고 치아가 마른다. 64세가 되면 치아와 머리카락이 빠진다"라고 하였다. _『유취』

치아는 각기 이름을 달리 한다. 입 앞에 있는 두 개의 큰 치아를 '판치'板齒 : 앞니라 하고, 그 양 옆에 있는 긴 것을 '아'牙 : 송곳니라고 하는데, 통틀어 '치'齒라고 한다. 치아의 뿌리가 박힌 곳을 '은'齦 : 잇몸이라 하는데, '아상'牙床이라고도 한다. _『유취』

7-2.
치통의 세계

치통은 위胃의 습열濕熱이 잇몸 사이로 올라갔을 때, 마침 풍한風寒에 감촉되거나 찬 것을 마셔서, 습열이 몰리고 맺혀 밖으로 나가지 못하기 때문에 생긴다.
_ 『단심』

열로 인한 치통은 찬물을 싫어하고, 냉冷으로 인한 치통은 뜨거운 물을 싫어하는데, 차고 뜨거운 것을 다 싫어하지 않는 것은 풍風으로 인한 치통이다. _ 『입문』

한증일 때는 치아가 단단하게 고정되어 있으면서 아프지만 열이 심할 때는 치아가 흔들리고 잇몸이 드러나면서 통증이 멎지 않는다. _ 동원

풍열통風熱痛은 외부의 풍사風邪와 내부의 열이 서로 부딪쳐서 생기는 것이다. 이때는 잇몸이 붓고 아프며 고름이 나오고 악취가 난다. _『입문』

풍랭통風冷痛은 잇몸이 붓지도 않고 벌레도 먹지 않았는데, 날이 갈수록 치아가 흔들리는 것이다. _『입문』

열통熱痛은 위장에 열이 몰려서 잇몸이 붓고 문드러지며 역겨운 입냄새가 나는 것이다. _동원

어떤 부인이 치통으로 몹시 고통스러워하였는데, 말을 타고 밖에 나가 서늘한 바람을 들이마셔야 통증이 멎었다. 그러다 집에 들어오면 다시 아팠다. 이것은 위胃의 경맥에 습열이 치성하기 때문이다. _동원

한통寒痛은 찬 기운이 뇌에 침범하여 머리와 치아가 아픈 경우를 말한다.

독담통毒痰痛은 열이 나고 담이 생겨 독기가 치밀어 올라 경락으로 들어갔을 때 생긴다. 그 외적 증상은 가래가 많이 생기고 기침이 나는 것이다. _『직지』

풍열風熱이 잇몸을 공격하여 피가 나고, 막힌 어혈을 삭이지 못하여 당기고 아프며, 송곳으로 찌르는 것 같은 경우에는 어혈통瘀血痛이다. _『입문』

음식을 먹은 다음 치아를 청결하게 닦지 않으면 치아 사이에 긴 찌꺼기가 썩어서 냄새가 난다. 오래되면 치아와 잇몸에 구멍이 생기는데, 벌레가 그곳을 파먹게 된다. 벌레가 한 치아를 다 파먹은 다음에는 또 다른 치아로 옮겨간다. 이것이 충식통蟲蝕痛이다. _『직지』

7-3.
흔들리고 시큰거리고 벌레 먹고

치아가 흔들리는 것은 잇몸이 패어서 이뿌리가 드러
난 것으로, 신장의 원기가 허하기 때문이다. _『입문』

사람이 신 것을 많이 먹으면 치아가 연해진다. 이것
은 수水가 목木을 생하는 것으로 설명할 수 있다. 즉
수 기운이 약해지면 목 기운이 치성하게 되므로 이렇
게 되는 것이다. _『본초』

벌레 먹은 치아를 치료하는 방법은 다음과 같다. 작
은 기와 조각 위에 기름에 버무린 부추씨를 놓고, 거
기에 불을 피운 다음 물 사발 위에 걸쳐 놓고 깔때기
같은 것으로 덮는다. 그 다음 벌레 먹은 치아를 깔때
기 구멍에 대고 연기를 쏘여 주면 이 속에 있던 바늘

같은 벌레들이 다 물 사발 안에 떨어지는데, 누차 효험을 보았다. _『강목』

부추를 뿌리째로 깨끗하게 씻고 짓찧어 집에 있는 소나무 널빤지의 송진과 섞어서, 아픈 쪽 뺨에 바르고 종이를 붙인다. 두 시간 정도 있다가 떼어 보면 가는 실 같은 벌레가 송진 위에 나와 있는데, 이와 같이 하면 뿌리까지 뽑을 수 있다. _『득효』

7-4.
치아를 튼튼하게!

여러 가지 양생법 가운데 치아를 양생하는 것보다 우선시되는 것은 없다. 양치를 하지 않거나 물로 입 안을 가시지 않으면 치아가 상하거나 벌레가 먹는다. 서독暑毒 : 더위의 독기이나 주독酒毒 : 술로 인한 독기은 항상 치아 사이에 잠복해 있으므로 때때로 입 안을 가시거나 양치하는 것이 좋다. _『직지』

치아를 아침저녁으로 맞부딪쳐서 신기神氣를 모아야 한다. 갑자기 좋지 않은 일을 당했을 때는 왼쪽 치아를 36번 맞부딪쳐야 하는데, 이것을 타천종打天鐘 : 천종을 친다이라고 한다. 나쁜 병독을 예방하려면 오른쪽 치아를 맞부딪쳐야 하는데, 이것을 추천경搥天磬 : 천경을 두드린다이라고 한다. 정신을 수양하려면 앞쪽 치아를 맞부딪쳐야 하는데, 이것을 명천고鳴天鼓 : 천고를 울린다라고 한다._『양성』

사람들이 잇병을 앓을 때 과일과 채소를 먹지 못하는 이유는 이뿌리가 모두 드러났기 때문이다. 이런 경우에는 끓인 소금물로 양치한 다음 치아를 맞부딪치면 잘 낫는다._『유취』

매일 새벽에 일어나서 소금 한 줌을 입 안에 넣고 따뜻한 물을 머금고 치아를 문지른다. 그 다음 치아를 백 번씩 맞부딪치는 것을 계속하면 닷새가 지나지 않아 치아가 단단해진다._『천금방』(千金方, 이하 '천금')

음식을 다 먹은 뒤 곧 진한 찻물로 입 안을 가시면 지저분한 기름기가 빠져 비위에 무리가 가지 않는다. 치아에 고기가 낀 것은 찻물로 입안을 가시면 저절로 빠져나오니, 번거롭게 이를 쑤실 필요가 없다. 치아는 성질이 쓴 것을 좋아하므로 찻물을 마시면 치아가 점차 튼튼해지고 충치도 저절로 낫게 된다._『연수』(延壽)

음식을 먹은 뒤에 양치를 몇 번 하면 충치가 생기지

않는다. 양생가는 새벽에 일어나서 치아를 맞부딪치기 때문에 일생 동안 잇병이 생기지 않는다. _『연수』

어떤 사람이 중년이 되어 풍병에 걸렸는데 늘 소리가 나도록 위아래 치아를 맞부딪쳤다. 그로 인해 120세까지 살았다. _포박(抱朴)

낭송Q시리즈 남주작
낭송 동의보감 외형편

8부
목구멍 咽喉

8-1.
목구멍, 음식물과 숨의 통로

내경에서 말하길 "후喉는 호흡을 주관하여 하늘의 기운과 통하고, 인咽은 음식물을 받아들여 땅의 기운과 통한다"라고 하였다.

공기를 들이마시는 곳이 후이고, 음식을 넘기는 곳이 인이다. 인은 삼완三脘: 복부의 상중하과 이어지며, 위胃와 통해 있기 때문에 그것을 통해 음식물을 삼키는 것이다. 후는 오장과 통하여 폐와 연결되어 있기 때문에 그것을 통해 숨을 들이마시는 것이다. 이와 같이 그 경계가 아주 명백하다. _『득효』

인과 후, 회염會厭: 후두개과 혀, 이 네 가지는 다 하나의 문입에 있으나 그 작용은 각기 다르다. 회염은 인과 후의 위에서 열고 닫는 것을 조절한다. 회염이 후를 덮으면 음식이 내려가고, 후를 덮지 않으면 숨구멍이 열린다. 반드시 혀가 입천장에 닿아야 회염은 숨구멍을 열 수 있다. 이 네 가지는 서로 도우며 작용해야지 하나라도 빠지면 음식을 먹을 수 없게 된다._자화

8-2.
목구멍의 병들

인후의 병은 모두 화열火熱에 의한 것이다. 비록 여러 가지 종류가 있고 경중의 차이가 있지만, 그것은 모두 화 기운이 미약한가 심한가에 따라 이름붙인 것이다. 화 기운이 약하거나 가벼우면 천천히 치료해도 되지만, 심하거나 급하면 침을 놓아 피를 빼주는 것이 가장 좋은 방법이다._『정전』

후비喉痹란 목구멍으로 숨이 잘 통하지 않고, 목소리가 나오지 않는 것이다. 이것은 하늘의 기운이 막혔기 때문이다._『강목』

후비는 대체로 담이 몰리고, 거기서 발생한 열에 의해서 생긴다._『단심』

손조孫兆라는 의사가 반원종潘元從의 급성 후비를 치료할 때 반 돈한 돈은 약 3.75그램 정도의 약을 목구멍에 불어넣었는데, 잠시 후 피고름을 토하더니 곧 나았다고 한다. 반원종이 고마워하며 말하기를, "몹시 위급한 병이었던지라 선생이 아니면 구하지 못했을 것이고, 그 약이 아니면 고치지 못했을 것입니다"라고 하였다. 그리고 돈 백 냥을 주면서 그 처방을 알려 달라고 하였다. 그러나 손조는 "저아조각·백반·황련을 각각 같은 양으로 해서 기왓장 위에 놓고 약한 불에 말려 가루를 낸 것일 뿐입니다"라고 알려주고는 돈을 받지 않았다고 한다. _『회춘』

목젖[懸壅]은 목소리가 나오는 관문이다. 만약 장부에 숨어 있던 열기가 인후로 치밀어 오르면 목젖이 늘어지면서 붓는다. _『유취』

목젖은 입천장에 있기 때문에 비록 인후와 직접 연결된 것은 아니지만, 목젖이 갑자기 부어오르는 것 역시 인후의 열기 때문이다. _『직지』

매핵기梅核氣라는 것은 매실씨만 한 것이 목구멍을 막아서 뱉으려 해도 나오지 않고 삼키려 해도 넘어가지 않는 증상을 말한다. 지나치게 기뻐하거나 몹시 화를 내면, 열이 몰리고 담이 뭉치기 때문에 이러한 병이 생기는 것이다. _『의감』

남자나 여자가 가슴과 목구멍 사이에 매핵기가 생겨서 아플 때는 매사에 성내지 않고 찬 음식을 먹지 말아야 한다. _『직지』

8-3.
목구멍병의 치료

어떤 부인이 회염 부위가 부었는데 침을 맞으려고 하지 않았다. 범구사范九思 송대의 의가(醫家)로서 침을 잘 놓았다고 함가 말하길 "나에게 약이 있는데, 반드시 새 붓으로 약을 찍어 발라야 한다"고 하면서, 붓 끝에 침을 감춘 다음 침으로 찔러서 피를 나게 하니 곧 나았다. _『입문』

인후가 갑자기 막히는 것은 다 상화相火 : 병리적 화 기운에 속하는데, 이때는 오직 돌침으로 피를 빼주는 것이 제일 상책이다. 대체로 목구멍이 막혀 위급하게 되었을 때는 빨리 침을 써서 피를 빼주고 담痰을 삭이고 토하게 하는 것이 중요하다. 만약 느릿느릿하고 급히 구하지 않으면 죽게 된다. _『회춘』

백반은 인후가 막힌 것을 치료한다._『직지』

도라지는 인후통과 후비를 치료한다._『본초』

달걀은 인후를 틔워 주고, 또한 인후가 막힌 것을 치료한다. 무즙은 후비로 음식을 넘기지 못하는 것을 치료한다._『강목』

배즙은 후비로 열이 나면서 아픈 것을 치료한다._『정전』

낭송Q시리즈 남주작
낭송 동의보감 외형편

9부
목頸項

9-1.
목을 따뜻하게 하라!

앞목을 '경'頸이라 하고 뒷목을 '항'項이라 한다.

『내경』에서 말하길 "방광의 경맥은 모든 양陽의 경맥을 통솔한다. 그 경맥은 풍부혈風府穴 : 머리 뒤쪽에 있는 혈자리에 이어지므로 풍부혈이 모든 양의 기를 주관한다"라고 하였다. 그러므로 풍부는 한기가 처음 들어오는 곳이다. 북쪽 사람들은 모두 털로 목을 감싸고, 남쪽 사람들도 허약할 때는 비단으로 목을 감싸는데, 속칭 삼각三角이라는 것이 이것이다. 허약한 사람은 반드시 목덜미를 감싸는 것이 좋다. _『자생』

9-2.
뻣뻣한 목과 단방들

목이 땅기고 뻣뻣한 증상은 다 습한 기운에 의한 것이다. _『내경』

목은 방광의 경맥에 속한다. 신장의 경맥과 방광의 경맥은 표리 관계이다. 그러므로 방광의 경맥이 풍습風濕을 받으면, 목이 뻣뻣해지고 아프며 몸이 뒤로 젖혀지는데, 이것을 치병痙病이라고 한다. _『본사』

어떤 사람이 힘줄이 당겨서 목을 잘 돌리지 못하는 증상을 앓았는데 오후에 발작해서 저녁때가 되어야 안정되곤 하였다. 내가 말하길 "이 병은 반드시 발에서부터 생긴 것이다. 방광의 경맥에 속하는 근육과 힘줄은 발에서 시작되어 목까지 이른다. 또한 근육과 힘줄은 간의 경맥과 배합된다. 해가 남쪽에서 서쪽으로 기울어질 때는 음기가 왕성하고 양기가 쇠약해지는 때이다. 『영보필법』靈寶畢法에서는 '해가 남쪽에서 서북쪽으로 기울어질 때는 신장의 기운이 끊어지고, 간의 기운이 약해진다'라고 하였다. 따라서 이때는 간과 신장, 두 장기가 음기를 받아서 발작하는 것이다"라고 하였다. _『본사』

검은콩은 머리와 목덜미가 뻣뻣해서 잘 돌리지 못하는 것을 치료한다. 검은콩을 쪄서 자루에 넣고 베개로 베면 좋다. 복숭아나뭇잎은 풍으로 목이 뻣뻣하여 돌아보지 못하는 것을 치료한다. 복숭아나뭇잎을 뜨겁게 쪄서 자루에 넣은 다음 목덜미 위에 대고 찜질해 주면 좋다. _『본초』

낭송Q시리즈 남주작
낭송 동의보감 외형편

10부
등背

10-1.
등은 정기의 통로다

등에 있는 삼관三關이란 무엇인가? 뒷머리를 옥침관玉枕關, 척추 양 옆을 녹로관轆轤關, 몸의 수 기운과 화 기운이 맞닿는 곳을 미려관尾閭關이라 한다. 삼관은 모두 정기가 오르내리는 길이다._『정리』

사람의 척추는 스물네 개의 마디로 되어 있다. 그 마디의 끝을 미려혈尾閭穴이라고 한다.

미려혈이 있는 뼈의 끝은 녹인 금속을 떨어뜨렸을 때와 같이 둥글게 생겼다. 그 위에는 아홉 개의 구멍九竅이 있는데 안팎으로 서로 통하게 되어 있다. 바로 이곳이 이환궁이다.

10-2.
등병은 폐병이다

등은 심장과 폐가 거처하는 곳이다. 그러므로 등이 구부러지고 어깨가 굽으면, 심장과 폐의 기운이 상하게 된다. _『내경』

어깨와 등이 아픈 것은 폐와 연관된다. 『내경』에서 말하길 "가을에는 서쪽에서 바람이 불고, 병은 흔히 폐에 생긴다. 폐 경맥의 기는 어깨와 등으로 흐른다. 그러므로 가을에는 병이 흔히 어깨와 등에 나타나는 것이다"라고 하였다. _『강목』

폐에 병이 있는 사람은 숨이 차고 기침을 하며, 기가 치밀어 오르고 어깨와 등이 아프면서 땀이 난다. 또 신장에 병이 나면 어깨·등·목이 아프다. _『영추』

등이 아픈 것은 지나치게 과로해서 생기는 것이다. 따라서 기술자나 선비, 부인들 가운데서 각고의 노력을 기울이는 사람들에게 많이 생긴다. 색욕이 지나친 사람에게도 잘 생긴다. _『자생』

엉덩이 끝이 아픈 것은 음이 부족하고, 화 기운이 방광으로 몰렸기 때문이다. _『입문』

등이 오싹오싹한 것은 담음 때문이다. 장중경張仲景: 후한 말기의 의학자 이 말하길, "명치 밑에 정체된 담음이 있으면 등이 오싹오싹하면서 얼음같이 차다"라고 하였다. _『강목』

등에서 매일 실처럼 한 줄로 한기가 일어나는 것은 담이 있기 때문이다. _『단심』

등에서 열이 나는 것은 폐에 속한다. 폐가 상초에 있기 때문에 등에서 열이 나는 것이다. _『입문』

낭송Q시리즈 남주작
낭송 동의보감 외형편

11부
가슴胸

11-1.
가슴, 심장과 비장 사이

사람의 가슴은 호흡한 기가 지나는 곳이며 음식물이
지나가는 곳이다. 그 조절기능이 한번 잘못되면 질병
을 일으키는 기운이 가슴으로 들어와 나쁜 징조[凶兆]
가 생기기 때문에 흉胸이라고 한다. _『소문입식운기론오』(素
問入式運氣論奧, 이하 '입식')

격膈은 막는다[隔]는 뜻이다. 탁한 기운을 막아서 위
에 있는 심장과 폐를 보호하기 때문에 격이라고 한
다. 격막膈膜은 심장과 폐 아래에 있고 등·척추·가슴
·배가 그 주위를 둘러싸고 있는데, 이것들은 서로 붙
어 있어서 장막을 쳐 놓은 것처럼 새어나갈 틈이 없
다. 목구멍 아래로부터 격막 위를 통틀어서 가슴이라
고 한다. _『입문』

11-2.
가슴의 통증들 : 심통과 위완통

심장은 모든 장부의 군주이므로 손상시켜서는 안 된다. 심장에 병이 나서 진심통眞心痛이 생기면, 손발의 차가운 기가 팔꿈치와 무릎관절까지 이르게 된다. 아침에 발작하면 저녁에 죽고, 저녁에 발작하면 아침에 죽는다. _「영추」

계심통悸心痛은 칠정으로 인해 심장이 몹시 두근거리고 불안하며 가슴이 아픈 것이다. 식심통食心痛은 날것이나 찬 음식을 먹었거나 음식물을 많이 넘겨서 가슴이 아픈 것이다. _『입문』

시쳇말로 심통心痛이라 하는 것은 잘못된 것이다. 대략 아홉 가지 심통이 있는데, 그 원인을 잘 살펴보면 모두 위완胃脘 : 위장의 속에 있는 것이지 사실 심장에 있는 것이 아니다._『정전』

위완이 아프면서 심장까지 아픈 것은 비장이 심장과 연결되어 있기 때문에 아픈 것이다._『입문』

식적위완통食積胃脘痛은 음식을 지나치게 먹고 적체積滯되었기 때문에 아픈 것이다._『득효』

담음위완통痰飮胃脘痛은 위 속에 담음이 돌아다니기 때문에 아픈 것이다. 뱃속에서 꼬르륵 소리가 나며 손발이 차고 아프다. 허리·무릎·등·옆구리가 땅기면서 통증이 나타난다._『단심』

어혈위완통瘀血胃脘痛은 심장이 아프고 맥이 매끄럽지 않게 뛰는데, 이는 어혈瘀血 : 피가 한 곳에 뭉쳐 있는 것이 있기 때문이다. 또한 심장의 통증이 발작했다 멎었다 하고 뜨거운 물을 마시면 딸꾹질을 하게 되는 것도 어혈이 있기 때문이다._『단심』

11-3.
가슴이 답답하거나 아프거나

흉비胸痞란 가슴이 더부룩하고, 답답하여 편안하지 않은 것이다. _『의감』

비증을 치료하는 가장 좋은 방법은 소화시키고 보하는 것이다. 경솔하게 토하게 하거나 설사를 시켜서는 안 된다. _『정전』

찜질하는 방법도 있다. 생강 한 근600그램을 짓찧어서 즙을 내고 따로 보관해 둔다. 남은 찌꺼기를 뜨겁게 볶아서 천에 싼 다음 가슴과 옆구리를 찜질해 주면 통증이 시원하게 없어진다. 생강이 식으면 생강즙으로 버무려 볶은 다음 찜질해 준다. 열이 뭉쳐서 생긴 것이면 볶지 않고 쓴다. _『입문』

가슴이 그득하면서 통증이 없는 것을 흉비라 하고, 통증이 있는 것을 결흉結胸이라고 한다. _『입문』

결흉의 증상은 명치 부위가 단단하고 아프며, 답답하고 물도 넘기지 못하는 것이다. 또한 몸을 젖힐 수는 있어도 구부리지는 못한다. _『입문』

11-4.
감정으로 가슴의 통증을 치료한다

칠정이란 기뻐하는 것[喜]·성내는 것[怒]·근심하는 것[憂]·생각하는 것[思]·슬퍼하는 것[悲]·놀라는 것[驚]·두려워하는 것[恐]을 말한다. 지나치게 기뻐하면 기가 흩어지고, 지나치게 성내면 기가 올라가며, 지나치게 근심하면 기가 가라앉는다. 지나치게 생각하면 기가 뭉치고, 지나치게 슬퍼하면 기가 소모되며, 지나치게 놀라면 기가 어지러워지고, 지나치게 두려워하면 기가 내려간다. 그 가운데서 육정六情은 모두 가슴을 답답하게 하여 통증을 만든다. 그러나 기뻐하는 것만은 기를 흩어지게 하여 육정으로 울결된 것을 풀어 주므로 통증을 멎게 할 수 있다.

식성息城 지역의 사후伺候라는 사람은 부친이 적에게 피살되었다는 소식을 듣고 크게 슬퍼하면서 통곡하였다. 통곡을 그치자 가슴에 통증을 느끼게 되었다. 날이 갈수록 더해지다가 한 달쯤 지나자 잔을 엎어 놓은 것 같은 덩어리가 생겼다. 감당할 수 없이 아파서 온갖 약을 써보았으나 효과가 없었다. 대인戴人이 무당을 불러 우스갯소리를 한참 늘어놓아 환자를 웃기게 하였다. 환자가 웃음을 참지 못해 고개를 돌리며 벽을 향해 웃을 정도로 웃기게 하였더니, 며칠이 지나 가슴에 맺힌 덩어리가 모두 없어졌다. 대인이 말하길 "슬픔이 지나치면 기가 뭉치고, 기뻐하면 기가 흩어진다"라고 하였다. 또한 "기뻐하는 것은 슬퍼하는 것을 이긴다. 내경에는 이미 이러한 방법이 있다"라고 하였다. _『입문』

11-5.
가슴을 편안하게 해주는 단방들

소금은 급성 위완통이 생겨 약이 없을 때 사용한다. 소금을 칼끝에 놓고 벌겋게 달군 다음에 물 속에서 담금질을 한다. 뜨거울 때에 그 물을 마시고 담을 뱉어내게 하면 곧 낫는다. _『정전』

생상을 반하와 같이 달여 먹으면, 명치 아래가 갑자기 아픈 것을 치료한다.

벌꿀은 갑자기 일어난 심통을 치료한다. 꿀과 생강즙을 각각 한 홉약 180밀리리터씩 물에 타서 단번에 먹으면 곧 멎는다. _『본초』

참기름도 심통을 치료하는데, 냉증이나 열증을 가리

지 않는다. 참기름 한 홉을 생으로 먹는다. _『본초』

부추즙은 가슴이 더부룩하고 명치가 몹시 아프거나, 아픈 것이 등으로 전해져 죽으려 하는 것을 치료한다. 짓찧어서 즙을 내어 먹이면 가슴속에 있는 나쁜 피를 토하고 낫는다. _『본초』

달걀은 가슴의 통증을 치료한다. 달걀 1개를 깨서 좋은 식초 두 홉과 섞어 데운 다음 단번에 먹으면 곧 낫는다. _『본초』

낭송Q시리즈 남주작
낭송 동의보감 외형편

12부
젖가슴乳

12-1.
남자는 음경, 여자는 유방이 근본이다

남자에게는 음경이 중요하고, 여자에게는 유방이 중요하다. 위, 아래로 위치가 다르지만 생명의 근본이 되는 것은 한 가지이다._『직지』

여자는 음기에 속하는데, 음이 극에 이르면 반드시 아래로부터 위로 올라오기 때문에 유방은 커지고 음부는 오그라든다. 남자는 양기에 속하는데, 양이 극에 이르면 반드시 위로부터 아래로 내려가기 때문에 음경은 늘어지고 유두는 오그라든다._『입문』

남자의 젖가슴에 생긴 병과 여자의 젖가슴에 생긴 병은 약간 차이가 있다. 여자는 간과 위를 상해서 젖가슴에 병이 생기고, 남자는 간과 신장이 상해서 젖가슴에 병이 생긴다. 성을 내서 화 기운이 일어나거나, 방사가 지나쳐서 간과 신장이 허약해져도 멍울이 생기면서 붓고 아프다. _ 『입문』

12-2.
출산 후, 젖줄을 확보하라

젖이 나오지 않은 데에는 두 가지 이유가 있다. 기혈이 왕성하여 젖이 몰리고 막혀서 나오지 않는 경우가 있고, 기혈이 부족하여 젖이 말라서 나오지 않는 경우가 있다. 기혈이 부족하면 채워 주고, 기혈이 넘치면 소통시켜 주어야 한다. _『삼인』

여러 번 출산하여 젖이 나오지 않는 경우는 진액이 고갈되었기 때문이다. 이럴 때는 반드시 진액을 채워 주는 약을 써서 젖이 나오게 해야 한다. 젖이 나오더라도 많이 나오지 않는 경우는, 반드시 경락을 통하게 하는 약을 써서 젖이 돌게 한 후 고깃국을 먹어 젖이 계속 나오게 해야 한다. _『부인대전양방』(婦人大全良方, 이하 '양방')

출산 후에는 유방을 부지런히 주물러서 젖이 나오게 해야 한다. 젖이 고이도록 해서는 안 된다. 젖이 고여 서 없어지지 않으면, 더러운 즙이 뭉치고 열이 몹시 나며 단단하게 뭉치면서 아프다. 갈증이 나면서 물을 들이켜며, 젖가슴이 붓고 팽팽해져서 손댈 수 없이 아프다. 이것을 투유妬乳라고 한다. 이것이 종기는 아 니다. 급히 양쪽 손 어제혈魚際穴에 열네 장씩 뜸을 떠 서 종기가 되려는 것을 막아야 한다. 그러면 젖가슴 에 손을 대도 아프지 않고, 젖은 저절로 나오게 된다. 이때 조금만 눌러 주면 젖이 왈칵 나오는데, 모두 고 름과 같다. _『자생』

출산 전에 젖이 저절로 나오는 것을 유읍乳泣이라 한 다. 이런 경우 아이를 낳으면 대개 잘 자라지 못한다. 산후에 젖이 저절로 나오는 것은 대개 몸이 허약한 것이기 때문이다. 보약을 먹어서 멎게 해야 한다.
_『양방』

갓난아이가 없는데도 유방이 불어나면서 아플 때는 젖이 나지 않게 해야 한다. 엿기름 두 냥75그램을 볶아 가루를 낸다. 네 첩으로 나누어 한 첩씩 끓인 물에 타 먹는다. _『정전』

산후에 젖가슴이 팽팽하게 불어나면 엿기름가루를 미음에 타서 복용하면 저절로 가라앉는다. _ 『단심』

12-3.
유방에 생기는 질병들

유방에는 위의 경맥이 지나가고, 유두는 간의 경맥에 속한다. 젖을 먹이는 부인이 몸조리할 줄을 몰라서, 몹시 분노하여 기가 치밀어 오르거나, 우울하고 괴로워해 기가 막히거나, 너무 기름진 음식을 먹으면 간 경맥의 혈이 운행되지 못한다. 따라서 구멍이 막혀 젖이 나오지 않게 된다. 또한 위 경맥의 혈이 끓어올라 열이 심해져 고름이 생긴다. _『단심』

갓난아이의 가슴에 담痰이 뭉쳐 있으면 입김이 뜨거워진다. 이 상태에서 아이가 젖을 문 채 잠들면 열기가 젖에 들어가서 딴딴한 멍울이 생긴다. 이것을 취유吹乳라고 한다. 취유가 생긴 초기에는 통증을 참고 주물러서 멍울을 풀어 준 다음, 젖을 물려서 나오게 하면 멍울이 저절로 없어진다. 이 시기를 놓치고 치료하지 않으면 반드시 커다란 종기가 된다. _『단심』

유옹乳癰 : 유방에 생긴 종양은 대부분 기름진 음식을 지나치게 먹어서 생긴 담이나, 습열로 인한 담이 가슴에 쌓였다가 고여 있는 젖과 마주쳐 생긴다. 아기의 더운 입김이 젖에 들어가거나 성낸 기운이 급격하게 유방에 몰려서 생기기도 한다. 재빨리 치료한다면 바로 없어진다. 월경이 있는 나이에는 경미한 병이지만 오륙십 세 이후 월경이 없을 때는 가볍게 보아서는 안 된다. _『단심』

12-4.
바윗덩이 같은 근심이 암을 만든다

부인이 근심하고 성내며 억울한 일이 오랫동안 쌓이고 쌓이면, 비장의 기운이 약해지고 간의 기운이 뻗친다. 이렇게 되면 유방에 자기도 모르게 납작한 바둑돌과 같은 멍울이 생긴다. 아프지도 가렵지도 않다가 10여 년이 지난 뒤에 곪아 터지면서 그 자리가 푹 꺼져 버린다. 이것을 내암內巖이라고 한다. 그 모양이 오목하게 꺼져 들어가 마치 바위구멍과 비슷해서 붙은 이름이다. 이렇게 되면 치료할 수 없다. 초기에 병의 뿌리를 없애려면, 마음을 맑게 하고 정신을 안정되게 한 뒤에 치료해야 나을 수 있다. _『단심』

60세의 어떤 부인이 성질이 급하고 질투심이 많았다. 갑자기 왼쪽 유방에 바둑돌 크기의 멍울이 생겼는데 통증은 없었다. 인삼을 달인 물에 청피와 감초 가루를 타고, 생강즙을 넣어 하루에 대여섯 번에 걸쳐 조금씩 먹었다. 예닐곱 날이 되자 멍울이 없어졌다.

_『단심』

12-5.
젖가슴을 위한 단방들

팥은 젖을 나오게 한다. 물에 달여 마시면 곧 나온다. 돼지족발은 부인의 젖줄을 잘 통하게 한다. _『본초』

취유와 투유를 치료하는 찜질법은 다음과 같다. 뿌리 달린 파뿌리를 잘 짓찧어 환부에 붙인다. 잿불을 담은 질그릇을 그 위에 놓고 두 시간 동안 찜질하여 땀을 내면 낫는다. 마[薯]를 날 것으로 쓰면 취유로 붓고 아픈 것을 치료한다. 마를 짓찧어 붙이면 곧 사라진다. 사라지면 빨리 떼어내야 한다. 그렇지 않으면 살이 썩을 수도 있다. _『의감』

민들레는 투유와 유옹으로 붓고 아픈 것을 치료한다. 깨끗이 씻어서 짓찧은 뒤 인동과 함께 진하게 달인

다. 술을 조금 넣고 먹으면 곧 잠이 오는데, 이것은 약효가 나는 것이다. 잠을 자고 나면 곧 편안해진다.

_『단심』

낭송Q시리즈 남주작
낭송 동의보감 외형편

13부
배腹

13-1.
땅을 산 사촌이 없는데도,
배가 아픈 까닭

배꼽 위를 윗배[大腹]라 하고, 배꼽 아래를 아랫배[小腹]라 한다.

비장과 위는 중초를 주관하는데, 윗배와 아랫배에 그 상태가 드러난다. _『유취』

윗배가 아픈 것은 대부분 음식에 체한 것이나 외부의 사기 때문에 생긴다. 배꼽 주변이 아픈 것은 대부분 열이 쌓이거나 담이 뭉쳐서 만들어진 화 기운에 의해 생긴다. 아랫배가 아픈 것은 대부분 어혈과 담, 소변이 잘 나오지 않는 것에 의해 생긴다. _『입문』

명치에서 아랫배까지 단단하고 그득하면서 아픈 것

은 사기가 왕성하기 때문이다. 반드시 설사시켜야 한다._『정전』

찬 기운이 쌓이면 복통이 된다. 어떤 농부가 술과 밥을 실컷 먹고 길에서 잤다. 날이 밝자 배가 침으로 찌르는 듯이 아프기 시작하였다. 온갖 약을 써보았으나 효과가 없었다. 나중에 지인至人을 만나 화제추도산和劑抽刀散 : 쌓인 냉기를 풀어주는 약이라는 약을 얻었다. 그 약을 따뜻한 술에 타서 몇 번 복용하자 곧 나았다. 이것으로 바람과 찬 이슬 기운이 위胃에 들어갔다는 것을 알 수 있다._『직지』

뱃가죽이 아픈 것은 신장의 기운이 부족하여 물이 잘 돌지 못하는 데다, 술과 국수를 지나치게 먹었기 때문이다. 이로 인해 술과 물이 뱃속에 모이고, 국수의 독이 다시 그 기운에 얽혀서 기가 도는 것을 막게 된다. 그 때문에 물이 뱃가죽에 스며들어 아프게 된 것이다._『직지』

배에서 소리가 나는 것[腹鳴]은 위에 병이 있기 때문이다. 비장의 기가 허하면 배가 그득하고 배에서 소리가 난다._『내경』

뱃속에서 물소리가 나는 것은 몸 안의 화 기운이 수 기운을 격동시키기 때문이다. 화 기운은 올라가려고 하고, 수 기운은 내려가려고 하기 때문에 서로 부딪치면 소리가 나는 것이다. _『단심』

13-2.
복통의 치료법과 단방들

복통에는 대체로 설사를 시켜서 막힌 기운을 통하도록 해야 한다. 막힌 기운이 통증을 유발하기 때문이다. 통증이 심할 때는 장부를 통하게 하면 낫는다.

_『득효』

병의 초기, 즉 원기가 아직 부족하지 않을 때는 반드시 심하게 설사를 시켜야 한다. 이것이 통인통용通因通用*하는 방법이다. _『단심』

소금은 배가 불러 오르고 아프면서, 거북하고 답답해서 죽을 것 같은 경우에 사용한다. 몹시 짜게 끓인 소

---

* 반치법(反致法)의 하나. 설사시키는 약으로 설사하는 증을 치료하는 방법.

금물 한두 사발을 단번에 마셔서 토하게 하거나 설사시키면 낫는다. 쑥은 명치 밑에 사기가 들어가 아픈 것을 치료한다. 짓찧어 낸 즙을 마신다. 마른 쑥이면 진하게 달여 먹는다. 도라지는 뱃속이 그득하고 아픈 것을 치료한다. 썰어서 진하게 달여 먹으면 효과가 있다. _『본초』

파 밑동은 배가 냉하여 아픈 것을 주로 치료한다. 진하게 달여 먹거나 또는 잘게 썰어서 소금을 넣고 볶아 뜨겁게 찜질하여도 좋다. _『속방』

낭송Q시리즈 남주작
낭송 동의보감 외형편

14부
배꼽臍

14-1.
몸의 중심은 배꼽이다

제臍 : 배꼽라는 것은 가지런하다[齊]는 의미다. 이는 상하의 길이가 같음을 말하는데, 몸의 절반이 바로 배꼽에 해당된다는 것이다. 팔을 하늘로 뻗고 발을 땅에 디딘 상태에서 줄로 재보면 중심이 바로 배꼽이다. _『내경』

하단전은 배꼽에서 세 치 아래, 사방 네 치 범위이다. 척추에 붙어 있으며 양쪽 신장 사이에 있다. 왼쪽은 청색, 오른쪽은 백색, 위는 적색, 아래는 흑색, 가운데는 황색을 띤다. 이것을 대해大海라고 하는데, 정과 혈을 저장하고 있다. _『정리』

12경맥은 모두 생기生氣의 근원에 닿아 있다. 생기의

근원이란 신간동기腎間動氣 : 양쪽 신장 사이에 있는 眞氣를 말하는데, 바로 하단전을 가리킨다. 이것은 오장육부의 근본이 되고 12경맥의 뿌리가 되며, 호흡의 문이자 삼초三焦의 발원지가 된다. _『난경』

14-2.
생명연장의 비밀

사람의 배꼽은 생명이 처음 생길 때, 아버지의 정精과
어머니의 혈血이 서로 응결되어 생긴다. 태아가 어머
니의 뱃속에 있을 때 어머니가 숨을 내쉬면 태아도
숨을 내쉬고, 어머니가 숨을 들이쉬면 태아도 숨을
들이쉰다. 태아의 탯줄은 마치 꽃과 열매가 나뭇가지
에 달려 있을 때 꼭지로 통하는 것과 같다. 태아가 태
어난 후에는 입을 통해 호흡하여 배꼽문은 저절로 닫
힌다. 다 성장한 후에는 밖으로 정신을 소모하고, 안
으로는 날것과 찬 것에 상하여 진기眞氣가 제대로 돌
아가지 못한다. 이때 연수단延壽丹: 심신이 피로하고 쇠약하여
생기는 여러 증상을 두루 치료하는 약으로 배꼽에 더운 김을 쏘
여 꼭지를 고밀하게 해주는 것은 물을 주고 흙을 북
돋아 초목이 잘 자라게 하는 것과 같다. 사람들이 늘

이 방법으로 배꼽을 훈증하면 영위榮衛가 조화되고 정신이 안정되며, 추위와 더위가 침범하지 못하고, 몸이 가벼워지고 건강하게 되니 그 안에 신령스럽고 오묘한 기운이 깃들어 있다고 할 수 있다. _『입문』

낭송Q시리즈 남주작
낭송 동의보감 외형편

15부
허리腰

15-1.
허리는 신장의 거처다

허리는 신장이 있는 곳이다. 허리를 잘 돌리지 못하는 것은 신장에 병이 생긴 것이다. _『내경』

허리는 신장의 상태가 밖으로 드러나는 곳으로서, 온몸이 허리의 힘을 빌려 움직이고 구부렸다 폈다 하게된다. 그러므로 모든 경맥은 신장을 관통하고 허리뼈에 연결된다. 비록 외감外感과 내상內傷으로 각각 그 병인은 같지 않겠지만, 반드시 신장이 허해진 이후라야 병을 일으키는 사기邪氣가 침입하게 된다. 따라서 순전히 성질이 찬 약만을 써서는 안 되고, 순전히 인삼·황기 등 기를 보하는 약만을 써서도 안 된다.

_『입문』

15-2.
요통의 세계

요통腰痛에는 열 가지가 있다.

신허요통腎虛腰痛은 지나친 성생활로 신장의 기운이 손상된 것이다. 이렇게 되면 정혈精血이 부족해 근력이 약해지고, 음이 허해져 은근히 아프면서 허리를 들지 못한다. _동원

담음요통痰飮腰痛은 담음이 경락으로 돌아다녀서 허리와 등이 쑤시고 아픈 것이다.

식적요통食積腰痛은 술에 취하거나 배불리 먹은 다음 성생활을 하여, 허한 틈을 타고 습열이 신장에 들어가 생긴 요통이다. _『입문』

좌섬요통挫閃腰痛은 무거운 것을 들다가 허리를 상했거나 접질렸거나 높은 곳에서 떨어져서 생긴다.

어혈요통瘀血腰痛은 넘어졌거나 맞았거나 높은 곳에서 떨어진 경우 피가 맺혀서 생긴 요통이다. _『입문』

어혈요통은 낮에는 통증이 덜하고 밤에는 더하다. _『단심』

어혈요통은 몸을 돌릴 때 송곳으로 찌르는 것처럼 아프다. _『직지』

풍요통風腰痛은 풍사風邪가 신장을 손상시켜 생긴 요통이다. 왼쪽 혹은 오른쪽으로 통증이 정해진 장소가 없이 나타나며 두 다리가 땅기면서 뻣뻣하다. _『입문』

한요통寒腰痛은 한사寒邪가 신장의 경맥을 손상시켜 생긴 요통으로 몸을 잘 돌리지 못하게 된다. 이때 뜨겁게 해주면 통증이 줄어들고, 차게 하면 발작한다. _『입문』

습요통濕腰痛은 지대가 낮고 습한 곳에서 오랫동안 지

내거나, 비와 이슬을 맞아서 생긴 요통이다. 허리에 돌을 매달아 놓은 것처럼 무겁고 아프며, 얼음처럼 차갑다. _『득효』

습열요통濕熱腰痛은 평소에 고량진미를 탐하던 사람이 앓게 되는 요통이다. 이는 모두 습열이나 음허陰虛로 인한 것이다. _『강목』

습열요통은 날씨가 흐리거나 오랫동안 앉아 있을 때 발작한다. _『단심』

기요통氣腰痛은 마음먹은 일이 뜻대로 되지 않아 심혈心血이 쇠약해지고, 근맥筋脈을 영양하지 못해 기가 막히면서 생기는 요통이다. 오랫동안 서 있거나 멀리 걷지 못하게 된다. _『입문』

지나친 근심과 생각으로 비장이 손상되거나, 지나친 분노로 인해 간이 손상되어 생기기도 한다. _『직지』

15-3.
허리와 등의 통증을 다스리는 방법

허리와 등이 아픈 것을 다스리는 방법이 있다. 환자가 두 손을 가슴에 대고 동쪽을 향해 앉는다. 다른 한 사람이 앞에서 두 무릎을 누르고, 또 다른 한 사람은 뒤에서 머리를 붙잡고 천천히 뒤로 당겨 머리를 땅에 닿게 한다. 세 번 일어나고 세 번 눕게 하면 차도가 있다. - 『득효』

오가피는 허리와 등뼈가 아픈 것 또는 허리가 갑자기 아픈 것을 치료한다. 잘게 썰어 술을 담가 두었다 마셔도 좋다. - 『본초』

참깨는 요통을 치료한다. 고소하게 볶아서 가루로 만들고 술이나 미음, 꿀물이나 생강을 달인 물에 석 돈

약 11그램씩 타 먹는데, 하루 세 번 먹으면 재발하지 않는다. _『본초』

돼지 콩팥은 신허요통을 치료한다. 돼지 콩팥 한 개를 얇게 썰어 후추와 소금을 넣어 재운다. 속에 두충 가루 석 돈을 뿌려 연잎이나 젖은 종이로 싸서 약한 잿불로 잘 익혀 술과 함께 씹어 먹는다. 이것을 외신 환煨腎丸이라 한다. _『입문』

낭송Q시리즈 남주작
낭송 동의보감 외형편

16부
옆구리脇

16-1.
옆구리가 간이다

어깨 밑을 액腋 : 겨드랑이이라 하고, 겨드랑이 아래를 협脇 : 옆구리이라 하며, 옆구리 아래를 계협季脇이라고 한다. _『강목』

간과 담의 경맥은 협륵脇肋 : 옆구리와 갈빗대에 분포되어 있다. 늑肋은 갈비뼈를 말한다. _『동인수혈침구도경』(銅人腧穴鍼灸圖經, 이하 '동인')

간에 사기가 들면 그 사기는 양쪽 옆구리로 흘러간다. _「영추」

옆구리가 아픈 것은 간의 경맥에 병이 났기 때문이다. _『의감』

16-2.
협통의 세계

옆구리가 아픈 것은 간에 화火 기운이 치성하고 목木 기운이 넘치기 때문이다. _『의감』

원래 간은 기운이 급한 것을 싫어한다. 급한 것은 간의 기운이 넘치는 것이므로 빨리 매운 것을 먹어 흩어 주어야 한다. _『단심』

협통脇痛: 옆구리가 결리고 아픈 병에는 다섯 가지가 있다.

기울협통氣鬱脇痛은 크게 화를 내서 기가 거꾸로 치밀거나, 지나치게 생각하고 결단을 내리지 못해서 생긴다. 이것은 모두 간의 화 기운을 발동시켜 옆구리가 견딜 수 없이 아프게 한다. _『입문』

사혈협통死血脇痛은 어혈이 간의 경맥으로 들어가 옆구리 아래가 아픈 것인데, 누르면 통증이 더욱 심하다. 담음협통痰飮脇痛은 담음이 간의 경맥을 돌아다녀 옆구리가 아픈 것이다. 기침이 나고 숨이 가쁘며, 옆구리가 땅기면서 아프다. _『단심』

식적협통食積脇痛은 과식한 상태에서 지나치게 힘든 일을 한 탓으로 생긴다. 추위하면서 열이 나고 덩어리가 있는 것 같은 느낌이 들면서 옆구리가 아프다. _『정전』

건협통乾脇痛은 기운이 심하게 부족해져서 몸이 상한 것이다. 옆구리의 한쪽이 늘 아프면서 통증이 멎지 않는데 이는 매우 위험한 증상이다. _『입문』

16-3.
겨드랑이 땀 퇴치법

암내는 액기腋氣 또는 호취狐臭라고도 한다. 오경五更: 새벽 3시~5시에 깨끗한 돼지 살코기 큰 것 두 점에 감수 가루 한 냥약 37.5그램을 묻혀서 날이 밝을 때까지 겨드 랑이에 끼고 있다가 감초 한 냥을 달인 물을 마신다. 조금 있으면 더러운 것을 설사하는데, 반드시 먼 들 판에 버려야 한다. 다른 사람에게 옮아 갈 염려가 있 기 때문이다. 이렇게 세 번에서 다섯 번 하면 낫는다. - 『회춘』

이 병을 앓는 사람은 귓속에 기름 같이 습한 귀지가 있다. 큰 우렁이 한 마리를 물속에서 기르다가 껍질이 열리면 파두육 한 알을 침으로 꽂아 우렁이 속에 밀 어 넣는다. 그 다음에 그릇 안에 우렁이의 딱지가 위로 가게 놓아둔다. 여름에는 하룻밤, 겨울에는 닷새에서 이레 밤이 지나면 저절로 물이 된다. 이것을 겨드랑이에 발라 주면 뿌리까지 없어진다. _『단심』

먼저 연지를 겨드랑이에 바른다. 암내가 나는 곳이 누렇게 변하면 파두를 넣은 앞의 우렁이 딱지를 떼어 암내가 나는 곳에 덮은 후 비단으로 단단히 동여맨다. 이렇게 하면 암내가 대변으로 나가고 완전히 낫는다. _『단심』

16-4.
옆구리병의 단방들

옆구리가 아플 때는 덜 익은 귤의 말린 껍질을 달여 먹거나 가루 내어 먹으면 좋다. 반드시 식초에 축여 볶아서 써야 한다. _『의감』

탱자나무의 덜 익은 열매는 풍風으로 옆구리가 아픈 것을 치료한다. 달여 먹거나 가루 내어 먹으면 좋다. _『본초』

탱자나무의 다 익은 열매는 양쪽 옆구리가 아픈 것을 치료한다. 달여 먹거나 가루 내어 먹으면 좋다. _『본초』

낭송Q시리즈 남주작
낭송 동의보감 외형편

17부
피부皮

17-1.
12경락의 직조물, 피부

『내경』에서 말하길 "폐는 피부와 배합되고, 그 상태는 털에 나타난다"라고 하였다. 사기邪氣가 폐에 있으면 피부에 통증이 생긴다._「영추」

피부는 주리腠理라고도 한다. 땀이 나오는 곳을 주腠라 하고, 살결의 무늬가 만나는 곳을 리理라 한다.
_『내경』

주리는 현부玄府라고도 한다. 현부란 땀구멍이다. 땀은 색이 검고 땀구멍에서 나오는데, 땀이 그 구멍 속에 모여 있기 때문에 현부라고 한다. 여기서 부府는 모이는 곳이라는 뜻이다._『내경』

모든 병이 처음 생길 때는 반드시 피부와 털에서 시작한다. 사기가 피부로 들어오면 주리가 열리고, 주리가 열리면 사기가 낙맥으로 들어간다. 낙맥에 머물 때 없애지 못하면 경맥으로 들어간다. 경맥에 머물 때 없애지 못하면 육부로 들어가서 장위腸胃에 자리를 잡는다. 사기가 처음 피부에 들어가면 오싹오싹하면서 솜털이 일어나고 주리가 열린다. 사기가 낙맥으로 들어가면 낙맥의 기혈이 넘쳐서 안색이 변하고, 경맥으로 들어가면 약한 곳을 따라 들어간다. 사기가 근육과 뼈 사이에 머물고 한寒이 많으면, 근육이 땅기고 뼈가 아프다. 열이 많으면 근육이 늘어지고 뼈가 삭으며, 살이 타는 것 같고 깊은 곳의 살이 빠지면서 털이 꼿꼿해지고 바스러진다. _『내경』

12경맥과 낙맥은 피부에 분포되어 있다. 그 부위의 낙맥이 청색이면 통증이 있다. 주로 흑색이면 저린 증상이고, 주로 황적색이면 열이 나는 것이고, 주로 백색이면 한寒이 든 증상이다. 다섯 가지 색이 다 보이면 한과 열이 왔다 갔다 하는 증상이다. _『내경』

17-2.
가렵고 울긋불긋한 피부

『내경』에서 말하길, "여러 가지 가려움증은 모두 허해서 생긴다"라고 하였다. 혈이 살과 주리에 영양을 공급하지 못하기 때문에 가려운 것이다. 마땅히 윤택하게 하고 보하는 약으로 음혈陰血을 길러야 한다. 혈이 조화로우면 피부가 윤택해지고 가려움증이 저절로 낫는다. _『단심』

가려울 때 긁어 주면 풀리는 이유는 긁는 것이 화 기운으로 작용하기 때문이다. 약하게 긁으면 더 가려울 수 있지만, 심하게 긁으면 가려움증이 사라지는 이유는 피부가 얼얼하게 되면서 금 기운이 작용하기 때문이다. 금의 기운이 작용하면 화의 기운을 흩어지게 한다. _하간 피부에 다른 색깔의 점이 나타나면서 두드러기가 돋지 않은 것이 반癍이고, 피부가 약간 들뜨면서 두드러기가 돋는 것이 진疹이다. _『단심』

반진癍疹은 모두 심장의 화 기운이 폐로 들어가서 붉은 점이 피부로 나타나는 것이다. 가벼울 때는 모기가 문 것 같은 반진이 손과 발에만 돋는다. 처음엔 붉다가 나중엔 누렇게 변한다. 심해지면 비단무늬 같은 반진이 가슴과 배에 돋는다. 처음엔 붉다가 나중엔 새빨갛게 변한다. 이때 절대로 땀을 내면 안 된다. 땀을 거듭 내서 심해지면 피부가 짓무른다. _『입문』

비단무늬 같은 얼룩이 지고 색깔이 붉은 것은 위胃에 열이 있는 것이고, 색깔이 검붉은 것은 위가 헌 것이다. 그러므로 붉은 반진은 가볍고, 검은 반진은 심각하다. _ 해장(海藏, 원나라의 의약학자 왕호고王好古)

은진癮疹은 대부분 비장에 속한다. 반점 같은 것이 피부에 은은히 나타나기 때문에 은진이라고 한다. 은진이 돋으면 많이 가렵다. 때로는 피부의 감각이 없을 때도 있다. 풍과 열과 습에 따라 차이가 있지만 색깔이 붉은 것은 화 기운이 함께 있는 것이다. _『단심』

은진에는 붉은 것과 흰 것이 있다. 붉은 은진은 양陽에 속하므로 서늘한 것을 만나면 사리진다. 흰 은진은 음陰에 속하므로 따뜻한 것을 만나면 사라진다. _
『정전』

17-3.
뾰루지와 땀띠 그리고 마비

『내경』에서 말하길, "일을 많이 해서 땀을 흘리다가 바람을 맞으면 한기가 피부로 스며들어 부스럼이 되고, 그것이 쌓이면 뾰루지가 된다"라고 하였다. 이것은 일을 많이 해서 땀이 주리에서 나오다가 기름기와 엉겨서 생긴 것이다._『강목』

『내경』에서 말하길 "땀이 났을 때 습濕을 만나면 뾰루지와 땀띠가 생긴다"라고 하였다. 뾰루지는 작은 부스럼으로 크기가 대추씨나 콩알만 하고 붉은색을 띠면서 안에 고름이 찬 것이다._『강목』

여름철에 땀에 젖어서 피부에 붉은 좁쌀 같은 것이 생기는데, 이를 땀띠라고 한다. 이것이 짓무르고 터져서 부스럼이 된 것은 비창痱瘡이라고 한다. _『입문』

『내경』에서 말하길 "병이 오래되어 깊이 들어가면, 영기와 위기의 운행이 막혀 경락의 기혈이 공허해진다. 이렇게 되면 피부에 영양을 공급하지 못하기 때문에 불인不仁이 된다"라고 하였다. 불인은 온몸이나 팔다리가 점차 마비되고, 아프거나 가려운 것을 알지 못하는 것이다. 마치 노끈으로 묶어놓았다가 막 풀었을 때와 같다. 옛날의 처방에서 마비라고 한 것이 바로 이것이다. _『정전』

피부가 삭택索澤하다는 것은 피부가 거칠고 까슬까슬하며 윤기가 없는 것을 말한다. _『강목』

폐는 기를 돌려 피부와 털을 따뜻하게 한다. 그러므로 기가 돌지 못하면 피부와 털이 마르고, 피부와 털이 마르면 진액이 사라지고, 진액이 사라지면 피부가 상한다. 진액이 모두 사라진 뒤에 손발톱이 마르고 털이 끊어지면서 죽는다. _『강목』

17-4.
피부를 위한 단방들

소금을 넣고 끓인 물은 모든 풍風으로 인해서 생긴 가려움증을 치료한다. 소금 한 말에 물 열 말을 넣고 물이 반으로 줄어들게 달여서 따뜻하게 세 번 목욕한다. 가려움증으로 목욕할 때는 소금만 한 것이 없다. 진하게 달인 소금물로 목욕해도 아주 좋다. _『강목』

붉은 흙은 풍진으로 인해 참을 수 없이 가렵게 된 것을 치료한다. 가루를 내서 찬물에 두 돈씩 타 먹거나, 꿀물에 타서 바른다. _『본초』

사철쑥은 풍으로 온몸이 가렵고 부스럼이 생긴 것을 치료한다. 진하게 달인 물로 씻는다. _『본초』

졸인 젖은 붉은 은진에 주로 쓴다. 졸인 젖에 소금을
넣고 푹 달여 발라 주면 낫는다. _『본초』

낭송Q시리즈 남주작
낭송 동의보감 외형편

18부
살肉

18-1.
살이 보배다

『내경』에서 말하길, "비장은 살을 주관한다"라고 하였다. 비위에 사기가 있으면 살이 아픈 병을 앓게 된다. _『입문』

사람의 살은 땅의 흙과 같다. 어찌 사람에게 살이 없을 수 있겠는가? 그러므로 살이 다 빠지면 죽는 것이다. _동원

비장이 약하면 살이 빠진다. _동원

살이 찌고 피부가 윤택한 것은 혈血과 기氣가 넉넉한 것이다. 살이 찌고 피부가 윤택하지 않은 것은, 기는 넉넉하지만 혈은 부족한 것이다. 여위고 피부가 윤택

하지 않은 것은 혈과 기가 모두 부족한 것이다. _「영추」

혈이 넘치고 기가 부족하면 살이 찐다. 기가 넘치고
혈이 부족하면 여윈다. 살이 찌면 추위는 견디지만
더위를 견디지 못하고, 여위면 더위는 견디지만 추위
는 견디지 못한다. 이는 추우면 혈이 손상되고 더우
면 기가 손상되기 때문이다. 부족한 것이 손상되면
음과 양이 더욱 한쪽으로 치우친다. 그러므로 견디지
못하는 것이다. 넘치는 것을 덜어내면 음과 양이 고
르게 되어 견딜 수 있는 것이다. _하간

어떤 사람이 말하길 "혈과 기가 아직 요동치지 않으
면 몹시 여위어도 해가 되지 않는다. 그러나 혈과 기
가 이미 고갈된 경우라면 비록 살이 쪘다고 해도 죽
는다. 따라서 몸이 여윈 것이 사람에게 해가 되지 않
는다"라고 하였다. 몸이 여위는 이유는 음식을 먹지
못했기 때문이다. 음식을 먹지 못하면 영기와 위기가
만들어지지 않고 영기와 위기가 만들어지지 않으면
기와 혈이 쇠약해져서 죽을 수밖에 없다. 그의 말은
이것을 모르고 한 말이다. _『자생』

18-2.
살에 생기는 병들

『내경』에서 말하길 "대장의 열이 위胃로 옮겨 가면 잘 먹어도 여윈다. 이것을 식역食㑊이라고 한다. 위가 열을 담으로 옮겨도 식역이 생긴다"라고 하였다. 주석에 "식역이란 음식의 기운이 쉽게 빠져나가 살이 되지 않는 것인데, 배가 자주 고프다"라고 하였다. _하간

황제가 묻길 "육가증肉苛證이 있는 사람은 피부에 옷이나 솜이 닿아도 감각이 없는데, 이는 무엇 때문입니까?"라고 하였다. 기백이 대답하길 "영기가 부족하고 위기가 넘친 것입니다. 영기가 부족하면 피부에 감각이 없고, 위기가 부족하면 팔다리를 쓰지 못합니다. 영기와 위기가 모두 부족하면 감각이 없고 팔다리를 쓰지 못하지만 살은 그대로입니다. 몸이 뜻대로 움직

이지 못하게 되기 때문에 죽게 됩니다"라고 하였다. -
『내경』

사마귀는 후자猴子라고도 한다. 손발에 갑자기 생기
는 것으로 콩알 혹은 뭉친 근육 같은 것들이 다섯 개
나 열 개씩 연달아 생긴다. 모두 풍風의 사기가 살에
들어와 생긴 것이다. -『유취』

씀바귀를 꺾어 흰 즙을 내서 사마귀에 늘 발라 주면
저절로 떨어진다. -『본초』

소의 침을 몇 번 발라 주면 사마귀가 저절로 떨어진
다. -『자생』

18-3.
살을 건강하게 만들어주는 단방들

서여薯蕷：마는 살을 길러 주고, 허로로 몸이 여윈 것을 보해 준다. 사람을 살찌게 할 수 있다. 생것을 진흙처럼 갈아서 졸인 젖에 타서 죽으로 쑤어 먹으면 아주 좋다. _『본초』

잣은 허약해서 몸이 여윈 것을 치료한다. 사람을 살찌게 하고 튼튼하게 한다. 죽을 쑤어 늘 먹으면 아주 좋다. _『본초』

붕어는 몸이 허약해서 여윈 것을 치료한다. 살찌게 해준다. 국을 끓여 먹거나 쪄서 먹어도 다 좋다.

_『본초』

검정참깨는 살을 길러 주고 튼튼하게 해준다. 쪄서 햇볕에 말려 오래 먹으면 효과가 묘하다. -『본초』

콩가루는 허로로 몸이 여윈 것을 보해준다. 살찌고 건강하게 해준다. 돼지기름으로 환을 만들어 먹는다.
-『본초』

보리는 살과 피부를 윤택하게 하고 살찌고 건강하게 해준다. 밥을 지어 먹거나 죽을 쑤어 먹는데, 오랫동안 먹으면 좋다. -『본초』

차는 오래 마시면 사람의 기름을 빠지게 하고 여위게 한다. 살이 많이 찐 사람이 마시면 좋다. -『본초』

팥은 사람을 마르게 한다. 오래 먹으면 사람을 검고 여위게 한다. 살찌고 왕성한 사람이 먹으면 좋다.
-『본초』

다시마는 기를 내려 준다. 오래 먹으면 사람을 마르게 한다. 국을 끓이거나 무쳐서 늘 먹으면 좋다.
-『본초』

낭송Q시리즈 남주작
낭송 동의보감 외형편

19부
맥脈

19-1.
기혈의 통로, 맥

유하간劉河間*이 "맥脈은 혈血과 기氣보다 앞선다"라고
하였다. 이것은 이치를 터득한 말이다. 사람의 몸에
서 맥은 혈과 기가 뛰게 하는 것이지만, 그것이 쉬지
않고 흐르게 하는 것이 무엇인지 알지 못한다. 바로
하늘의 도道가 쉬지 않고 움직이며, 이理가 기氣에 의
존하는 것과 같다. 이런 까닭에 혈과 기보다 앞선다
고 하는 것이다._『강목』

맥은 선천의 기이다. 선천의 신령함은 마음이 맑고
기가 안정된 사람이 아니면 제대로 살필 수 없다. 의

---

* 금원시대의 이름난 의사로『황제내경』에 통달한 인물이었다. 주로 화와 열 때
문에 병이 생긴다고 보아 차가운 약들을 처방했다.

학을 공부하는 사람이 평상시에 선천도先天圖를 마주하고 고요하게 앉아서 호흡을 조절하며, 기가 오고가는 것을 관찰해야 그 이치를 알게 된다._『입문』

아! 한쪽 팔이 꺾이고 한쪽 눈이 멀어도 죽지는 않지만, 맥에 조금이라도 변화가 있으면 병이 따라오니 어찌 신중하지 않을 수 있겠는가!_『입문』

영기는 맥 속으로 돌고, 위기는 맥 밖으로 돈다. 맥은 영기와 위기를 주관하니 잠시도 어긋나서는 안 된다. 맥脉:脈의 속자은 '달 월月'과 '길 영永'이 합쳐진 글자다. 맥이 잘 뛰어야 오래 살 수 있다는 뜻이다. 옛날의 '맥衇'자는 '피 혈血'과 '갈라질 파派'를 합친 글자였다. 이는 기혈이 각각의 맥으로 갈라져 경락을 돌기 때문이다._『입문』

맥은 막膜이다. 막 밖에 있는 사람이 막 안의 일을 알려고 하는 것과 같은 것이다._『단심』

19-2.
진맥의 묘리

진맥診脈은 항상 날이 밝을 무렵에 한다. 음의 기운이 아직 움직이지 않고 양의 기운이 아직 흩어지지 않으며, 음식을 아직 먹지 않은 상태이고, 경맥의 기가 아직 왕성하지 않고 낙맥의 기가 고르며, 기혈이 아직 요란하지 않으므로 병이 있는 맥을 진찰할 수 있기 때문이다. 맥의 상태를 진찰하고 눈빛을 보며, 안색을 살피고 오장의 넘치는 것과 부족한 것, 육부의 강약과 형체의 성쇠를 관찰한다. 이것들을 종합해서 죽고 사는 것을 판단한다. _『내경』

진맥하는 방법에는 일곱 가지가 있다. 첫째는 마음을 고요히 하고 정신을 모으는 것이다. 둘째는 잡생각을 버리고 사적인 생각을 없애는 것이다. 셋째는 호흡을 고르게 하고 기를 안정시키는 것이다. 넷째는 환자의 피부를 가볍게 눌러서 육부의 맥을 살피는 것이다. 다섯째는 손가락에 힘을 주어 눌러서 위기胃氣의 상태를 살피는 것이다. 여섯째는 손가락으로 꾹 눌러서 오장의 맥을 살피는 것이다. 일곱째는 환자의 맥과 호흡을 살피는 것이다. _『입문』

맥을 짚는 세 부위가 있다. 촌부寸部, 관부關部, 척부尺部다. 각 부위마다 살짝 누르는 것[浮], 중간쯤 누르는 것[中], 꾹 누르는 것[沈]의 세 가지로 나누어 진찰한다. 모두 합하면 아홉 개의 증후가 된다. _『득효』

촌부는 하늘[天]을 본받아 가슴에서 위쪽으로 머리까지의 병을 주관한다. 관부는 사람[人]을 본받아 횡격막으로부터 아래쪽으로 배꼽까지의 병을 주관한다. 척부는 땅[地]을 본받아 배꼽에서 아래쪽으로 발까지의 병을 주관한다. _『난경』

손가락으로 맥을 짚을 때 가장 먼저 가운뎃손가락으로 관맥關脈을 누르는데, 손바닥 아래쪽의 고골高骨: 손목 부위에 돌기된 뼈을 관이라고 한다. 그리고 집게손가락과 약손가락을 나란히 내려서 삼부맥을 본다. 집게손

가락이 있는 곳이 촌구寸口이고, 약손가락이 있는 곳
이 척부尺部이다. 만약 환자의 팔이 길면 손가락 사이
를 벌려서 대고, 팔이 짧으면 손가락을 붙여서 댄다.

_『강목』

19-3.
맥의 기준

숨을 내쉬고 들이쉬는 동안 맥은 다섯 번 된다. 간간이 길게 한숨을 쉬는 경우도 있다. 이런 사람을 정상적인 사람[주시]이라고 한다. 정상적인 사람이란 병들지 않은 사람이다. 항상 병들지 않은 사람이 환자의 맥을 살펴야 한다. 의사는 병들지 않았기 때문에 환자를 위해 숨을 보통으로 쉬면서 환자를 살펴야 기준이 된다. _『내경』

숨을 한 번 쉴 동안 맥이 네 번 뛰면 정상이고, 한 번쯤 더 뛰는 것은 크게 큰 탈이 되지 않는다. 세 번 뛰면 지맥遲脈이고 두 번 뛰면 패맥敗脈이니 냉이 심해 위태롭고, 여섯 번 뛰면 삭맥數脈이고 일곱 번 뛰면 극맥極脈이니 열이 많이 난다. 여덟 번 뛰면 탈맥脫脈이

고 아홉 번 뛰면 사맥死脈이다. 열 번 뛰면 무덤으로
가고 열한두 번 뛰면 혼魂이 벌써 나간 것이다.

_『맥결』(脈訣)

19-4.
오만 가지 맥들

부맥浮脈은 양陽적인 맥이다. 누르면 맥이 부족하고, 손가락을 살짝 대면 여유가 있어서 맥이 살 위로 지나간다. 마치 고깃국에 고기가 언뜻언뜻 떠오르는 것 같다. 또 "마치 물에 나무가 둥둥 떠 있는 것 같다"고 하였다. 부맥은 풍風의 증상이고, 허한 증상이다. 부맥이면서 맥에 힘이 있으면 풍의 증상이고, 힘이 없으면 허한 증상이다. -『입문』

활맥滑脈은 양적인 맥이다. 눌러 보면 구슬이 줄줄이 달린 것 같고 흐름이 매우 빠르다. 또 "흐름이 순조로워 손가락에 닿는 느낌이 구슬이 굴러가는 것 같다"라고 하였다. 활맥은 담음이 많은 것이다. 활맥은 혈이 넘치고 기가 막힌 증상이다. 활맥은 주로 월경이 중단되면 나타난다. _『입문』

현맥弦脈은 양적인 맥이다. 굳세고 곧으면서 긴 것이 마치 활시위 같다. 또 "살짝 누르면 없어지고 꾹 누르면 활시위 같다"라고 하였다. 현맥은 기혈이 모여서 퍼지지 못한 증상이다. _『입문』

홍맥洪脈은 양적인 맥이다. 손가락 아래로 넓고 크면서 힘이 있는 느낌이 마치 홍수 때 물결치는 것 같다. 홍맥은 영기와 위기에 크게 열이 나서 혈기가 불타오르는 증상이다. _『입문』

삭맥數脈은 양적인 맥이다. 숨을 한 번 쉴 때 여섯 번 뛰고, 흐름이 매우 급하다. 삭맥이 있으면 가슴이 답답하다. 맥이 많이 뛰면서 힘이 있으면 열증이고, 힘이 없으면 종기가 있는 것이다. _『단심』

미맥微脈은 음陰적인 맥이다. 있는 듯 없는 듯 매우 가늘고 부드럽다. 살짝 누르나 꾹 누르나 별 차이가 없는 것을 미맥이라 한다. 미맥은 마치 가는 실 같아서 때로는 끊어질 듯하다. 미맥은 혈기가 모두 부족한 증상이다. _『단심』

침맥沈脈은 음적인 맥이다. 살짝 누르면 나타나지 않고 꾹 눌러야 나타나는 것이 침맥이다. 오래된 솜처럼 눌려 있어서 뼈까지 눌러야 맥이 나타난다. 침맥은 음의 기운이 거슬러 올라와 양의 기운을 퍼지지 못하게 할 때 나타나는 증상이다. _『단심』

지맥遲脈은 음적인 맥이다. 숨을 한 번 쉴 때 세 번 뛰고, 흐름이 매우 느리다. 살짝 누르거나 꾹 누르거나 모두 나타나는 것이 지맥이다. 지맥은 음의 기운이 왕성하고 양의 기운이 부족할 때 나타나는 증상이다. _『단심』

약맥弱脈은 음적인 맥이다. 매우 부드럽고 가라앉아 있고 가늘다. 꾹 누르면 마치 끊어질 듯하고, 깊게 누르면 힘이 없다. 맥이 약한 것은 양의 기운이 없는 것이다. 약맥은 풍이 침범하여 얼굴이 부었을 때 나타난다. _『단심』

대맥代脈은 음적인 맥이다. 맥이 뛰다가 중간에 멈추고, 제대로 돌아오지 않다가 다시 뛴다. 이렇게 맥이 멈췄을 때 꾹 누르면 다시 강하게 일어나는 것이 대맥이다. 대맥은 오장의 기가 끊어진 맥으로 위급한

맥이다. 대맥은 비장의 원기가 약해진 증상이다.

_『단심』

세맥細脈은 음적인 맥이다. 미맥보다 약간 큰 맥이다.
세맥은 실처럼 가늘고 작지만 힘이 있다. 세맥은 정精
과 혈血이 부족한 것으로 정강이가 시리고 골수가 찰
때 나타난다. 또 "세맥은 기운이 약한 것이다"라고 하
였다. _『단심』

19-5.
사계절의 맥

봄에는 간의 맥이 나타난다. 연약하고 가벼우면서 부드럽고 곧으면서 길다. 그러므로 현맥弦脈이라고 한다. 여름에는 심장의 맥이 나타난다. 맥이 올 때는 왕성하고 갈 때는 약해진다. 그러므로 홍맥洪脈이라고 한다. 가을에는 폐의 맥이 나타난다. 가벼우면서 떠있고 올 때는 급하고 갈 때는 흩어진다. 그러므로 부맥浮脈이라고 한다. 겨울에는 신장의 맥이 나타난다. 맥이 잠겨서 세게 친다. 그러므로 영맥營脈이라고 한다. 환절기에는 모두 비장의 맥이 나타난다. 느리면서도 크다. _『내경』

19-6.
맥의 순환에 좋은 단방들

연복자燕覆子: 으름는 12경맥을 통하게 한다. 늘 먹는 것이 좋다. _『본초』

대추는 12경맥을 도와준다. 달여서 늘 먹는 것이 좋다. 대추는 맛이 달아서 경맥의 기가 부족한 것을 보충해 주고 혈을 부드럽게 해준다. 혈이 부드러워지면 맥에 생기가 나기 때문에 12경맥을 도울 수 있게 되는 것이다. _『본초』

술은 혈맥을 통하게 해주는 데 있어서 모든 약 가운데 으뜸이다. 따뜻하게 하여 약간 취할 정도로 먹으면 묘한 효과가 있다. _『본초』

녹두는 12경맥을 잘 돌게 한다. 물에 달여 먹거나 죽을 쑤어 먹는다. ─『본초』

낭송Q시리즈 남주작
낭송 동의보감 외형편

20부
근육筋

20-1.
근육은 간이 관리한다

『내경』에서 말하길 "간은 근육을 주관한다"라고 하였다. 또 "간은 온몸의 근육과 막膜을 주관한다"라고 하였다. -『득효』

또 "간이 병들면 놀라면서 근육에 경련이 일어난다"라고 하였다. -『득효』

또 "무릎은 근육이 모이는 곳이다. 무릎을 구부리거나 펴지 못하고, 걸을 때 몸이 구부러지는 것은 근육이 약해지려는 것이다"라고 하였다. 모든 근육은 다 관절에 붙어 있다. -「영추」

『내경』에서 말하길 "모든 근육이 모여서 만들어진 종

근宗筋은 뼈를 묶어 주고 관절을 움직이게 한다"라고 하였다. 주석에서 "종근은 음모가 난 곳에 가로질러 있는 뼈의 위아래에 뻗어 있는 근육을 말한다. 위로는 가슴과 배에 연결되고, 아래로는 골반과 엉덩이를 관통한다. 또 등과 배를 지나서 머리와 목덜미로 올라간다. 그래서 종근이라고 한다"라고 하였다.

20-2.
근육이 땅기거나 늘어지는 이유

『내경』에서 말하길 "습濕과 열熱이 없어지지 않으면 큰 근육이 오그라들어 짧아지고, 작은 근육은 늘어져서 길어진다. 큰 근육이 오그라들어 짧아지면 몸이 굽고, 작은 근육이 늘어져서 길어지면 몸이 저린다"라고 하였다.

맥이 영양을 공급하지 않으면 근육이 땅긴다. 장중경張仲景은 "혈이 부족하면 근육이 땅긴다"라고 말했다. 이것은 모두 혈맥이 근육에 영양을 공급하지 못해서 근육에 경련이 일어나는 것이다. _『강목』

찬 기운을 받으면 근육이 땅기고, 열을 받으면 근육이 오그라든다. 근육이 땅기는 것은 굳었기 때문이고, 근육이 오그라드는 것은 짧아졌기 때문이다. 만약 습濕을 받으면 늘어지는데, 늘어지는 것은 넓어지고 길어졌기 때문이다. 대개 찬 기운을 받으면 근육이 땅기게 되고, 열을 받으면 근육에 경련이 일어나게 된다. 만약 열만 받고 찬 기운을 받은 일이 없어도 근육이 늘어진다. 만약 습을 받으면 근육이 늘어져서 힘이 없어진다. _『득효』

술을 넣고 쑨 모과죽으로 근육이 땅기고 아픈 곳을 감싸주면 좋다. _『강목』

20-3.
근육병들 : 경련에서 뒤틀림까지

『내경』에서 말하길 "간에 열이 있으면 담즙이 새어나와 입이 쓰고, 근육과 막膜이 건조해진다. 근육과 막이 건조해지면 근육이 땅기고 오그라들어 근위筋痿: 근육이 위축되고 팔다리를 움직이기 힘든 증상가 된다. 생각은 끝이 없는데 원하는 바를 이루지 못하고, 음란한 생각을 지나치게 하거나 성생활을 너무 심하게 하면 종근이 늘어지고 근위나 백음白淫: 소변에 흰 물이 나오는 병 같은 병이 생긴다. 그러므로 『하경』下經에서 "근위는 간과 성생활에서 생긴다"라고 하였다.

『내경』에서 말하길 "근육과 경맥이 땅기면서 오그라드는 병을 계瘈라고 한다"라고 하였다. 이것은 '계종'瘈瘲: 힘줄이 뻣뻣해지면서 오그라들거나 늘어지는 것이 교대로 오랫동안 되풀이 되는 증상이라고도 하는데, 민간에서는 경련이라고 한다. _『강목』

근육에 경련이 일어나는 것은 모두 간에 속한다. _『강목』

열이 근육을 건조하고 뜨겁게 만들면 경련이 일어나면서 아프다. _하간

열로 정신이 혼미해지고 경련이 일어나는 것은 모두 화 기운에 의한 것이다. 열이 지나치면 풍이 생기고, 이것이 경락으로 들어가면 풍과 화가 서로를 북돋아 주어 정신이 혼미하고 경련이 일어나게 된다. 치료할 때는 풍을 제거하고 열을 내리는 약으로 화와 열만 없애버리면 곧 낫는다. _하간

근육이 뒤틀리는 것은 혈열血熱에 속한다. _『단심』

엄지발가락의 근육이 뒤틀리면 위로 허벅다리를 거쳐 허리 가까이에 있는 근육까지 뭉치게 된다. 이것은 기름진 음식과 술을 많이 먹고 풍과 한에 감촉되어 생긴 것이다. _『단심』

20-4.
상한 근육을 풀어 주는 단방들

『내경』에서 말하길 "너무 오래 걸으면 근육이 손상된다"라고 하였다. 근육이 손상되면 근육이 늘어져서 자기 뜻대로 움직일 수 없다._『내경』

몸은 고통스러운데 마음만 즐거우면 근육에 병이 생긴다._『내경』

온천은 풍과 한으로 근육과 뼈가 저리고 오그라드는 것을 치료한다. 온천물로 목욕을 하면 좋다. 그러나 습이 많은 사람은 좋지 않다._『본초』

율무는 열과 풍으로 근육과 경맥이 오그라들고 땅기는 것을 치료한다. 또 근육에 갑자기 경련이 일어 오그라드는 것을 치료한다. 죽을 쑤어서 늘 먹는다.

_『본초』

모과는 간으로 들어가므로 근육을 좋게 하며 근육과
뼈를 강하게 한다. 근육에 생기는 병은 모두 치료한
다. 달여서 먹거나 환으로 만들어 먹거나 다 좋다.

_『본초』

21부
뼈骨

21-1.
뼈는 골수의 집이다

『내경』에서 말하길 "신장은 뼈를 주관한다"라고 하였다. 또 "신장은 뼈와 배합된다"라고 하였다. 신장의 경맥은 겨울에 응하는 맥[冬脈]이다. 깊은 부위로 흐르면서 골수骨髓를 적셔 준다. _ 『내경』

『내경』에서 말하길 "뼈는 골수가 모이는 곳이다. 오래 서 있지 못하고, 걸을 때마다 몸이 흔들리는 것은 뼈가 약해지려는 것이다"라고 하였다.

뼈는 골수가 저장되는 곳이고, 골수는 음식물의 정기다. 따라서 골수가 부족하면 뼈가 약해지는 것은 당연하다. _ 『직지』

「영추」에서 말하길 "광대뼈[顴骨]는 뼈의 근본이다. 광대뼈가 크면 온몸의 뼈도 크고, 광대뼈가 작으면 온몸의 뼈도 작다"라고 하였다.

21-2.
뼈로 들어간 한열寒熱

황제가 묻길 "몸이 차서 끓는 물이나 불로도 몸을 뜨겁게 할 수 없고, 두꺼운 옷으로도 몸을 따뜻하게 하지 못하는 사람이 있습니다. 그러나 추위도 떨지 않는 것은 무슨 병입니까?"라고 하였다. 기백이 "이런 사람은 원래 신장의 기운이 왕성하였는데, 성생활을 지나치게 하여 방광의 경맥에 흐르는 기가 약해지고, 신장의 기름이 말라서 자양되지 못하는 것입니다. 한 개의 수水가 두 개의 화火를 이길 수는 없습니다. 신장은 수水이고 뼈를 생기게 합니다. 신장이 뼈를 만들지 않으면 골수가 채워지지 않아서, 한寒이 뼈에까지 스며들게 됩니다. 추위도 떨지 않은 이유는, 간은 일양一陽이고, 심장은 이양二陽이며, 신장은 고독한 장기로서 신장의 한 개의 수水가 간과 심장의 두 개의 화火를 이길 수 없기 때문에 추위도 떨지 않는 것입니다. 이런 병을 골비骨痺라고 합니다. 이런 사람은 당연히 관절에 경련이 일어납니다"라고 하였다. _『내경』

골열骨熱은 골수가 마르고 이빨이 건조해지는 것으로 뼛속에 열이 있는 병이다. _『내경』

앞니가 건조한 것이 골열증이다. _역로(易老)

뼈 사이에 열이 있고 그것이 팔다리까지 퍼지면 힘이 없어지고 팔다리를 들지도 못하게 되는데 이것을 골위骨痿라 한다. 이 병은 치료하기 어렵다. _『직지』

신장의 기운에 열이 있으면 허리와 등을 펴지 못하고 뼈가 마르면서 골수가 고갈되어 골위가 된다. 먼 길을 걸었거나 피곤할 때 극심한 더위를 만나면 갈증이 난다. 갈증이 나면 양의 기운이 속으로 들어가고, 속으로 들어가면 열이 신장으로 들어가 자리 잡는다. 신장은 수水가 저장되는 곳이다. 수水가 화火를 이기지 못하면 뼈가 마르고 골수가 부족해진다. 그러므로 다리가 몸을 지탱하지 못하고 골위가 되는 것이다. _『내경』

21-3.
아프고 상한 뼈 그리고 단방들

『내경』에서 말하길 "오래 서 있으면 뼈가 상한다"라고 하였다. 또 "단 것을 많이 먹으면 뼈가 아프고 머리카락이 빠진다"라고 하였다.

몸에 풍風의 사기가 들어오고 습濕이 정체되며, 어혈로 찌르는 듯하고 담痰이 몰리면 모두 통증을 일으킨다. 심하면 뼈가 시리고 아프다. 한寒이나 열熱이 뼛속까지 뚫고 들어가면 천 배나 만 배로 아파서 다른 것과 비교할 수가 없다. 병이 뼈까지 들어간 것은 허로나 손상이 극도에 달한 것으로 약으로는 구원할 수 없다._『직지』

편작扁鵲이 "병이 주리腠理: 살가죽에 있으면 탕약이나 찜질로 치료할 수 있다. 병이 혈맥血脈에 있으면 침으로 치료할 수 있다. 병이 장위腸胃에 있으면 약술로 치료할 수 있다. 그러나 병이 골수에 있으면 비록 생명을 주관하는 신이라도 어찌할 수 없다"라고 하였다. 병이 골수에 있는 것은 편작도 치료하기 어렵다고 생각했으니 골수에 생긴 병은 치료하기 어려운 병이다.
_『자생』

오미자는 근육과 뼈를 튼튼하게 해준다. 환을 만들어 오랫동안 먹으면 좋다._『본초』

잣은 관절의 풍을 치료한다. 죽을 쑤어서 늘 먹는다.
_『본초』

녹용은 근육과 뼈를 튼튼하게 해준다. 구워서 가루로 만들어 술에 타서 먹는다._『본초』

낭송Q시리즈 남주작
낭송 동의보감 외형편

22부
팔手

22-1.
팔, 어깨부터 손가락까지

『내경』에서 말하길 "팔다리는 모든 양陽의 근본이다. 양의 기운이 왕성하면 팔다리가 튼튼하다"라고 하였다. 또 "모든 양의 기운은 팔다리에서 받아들인다"라고 하였다.

목덜미 옆, 결분缺盆: 쇄골 위 오목한 부분에 있는 혈자리의 위를 어깨[肩]라고 한다. 어깨 아래에서 팔뚝까지를 통틀어서 팔죽지라고 한다. 팔죽지 아랫부분과 팔뚝 윗부분이 만나는 곳을 팔꿈치라고 한다. 팔꿈치라는 것은 팔의 관절이다. 팔꿈치 아래에서 손목까지를 팔뚝이라고 한다. 팔뚝에는 뼈가 두 개 있다. 팔뚝 아랫부분과 손바닥 윗부분의 마디를 손목이라고 한다._「영추」

손가락에는 이름이 있다. 첫번째 것을 대지大指: 엄지손가락라 하고, 두번째 것을 염지鹽指라 하고, 세번째 것을 장지長指라 하고, 네번째 것을 무명지無名指라 하고, 다섯번째 것을 소지小指라 한다. _『동인』

22-2.
열나는 팔다리, 나른한 팔다리

황제가 묻길 "어떤 사람이 팔다리에서 열이 나는데, 이때 풍風과 한寒을 만나면 마치 불로 지지는 것 같거나 불덩어리처럼 달아오릅니다. 이것은 무엇 때문입니까?"라고 하였다. 기백이 대답하길 "그 사람은 음의 기운이 허하고 양의 기운이 성한 것입니다. 팔다리는 양에 속하고 풍도 양에 속하니 두 개의 양이 서로 만나면 음의 기운이 허해집니다. 적은 물로 왕성한 불을 끌 수 없는 것과 같이 양의 기운만 작용하게 되는 것입니다. 양의 기운만 작용하면 낳거나 기르지 못하고 홀로 왕성하다 끝날 뿐입니다. 팔다리에 열이 날 때 풍風의 기운을 받아서 불로 지지는 듯이 뜨거운 사람은 살이 바싹 마를 것입니다"라고 하였다. _『내경』

황제가 "사람의 팔다리가 나른해지는 것은 무엇 때문입니까?"라고 하였다. 기백이 대답하길 "위胃의 기운이 충실하지 못하면 모든 경맥이 허해집니다. 모든 경맥이 허해지면 근육과 맥脈이 늘어지고 무기력해집니다. 근육과 맥이 늘어졌는데 애써 성생활을 하면 기운을 회복할 수 없습니다. 이 때문에 팔다리가 무력하고 나른해지는 것입니다"라고 하였다. _「영추」

비장의 기운이 넘치면 팔다리를 들지 못한다. 이것은 기름진 음식을 많이 먹어 생긴 병으로 치료할 때는 설사시켜야 한다. 비장의 기운이 허해도 팔다리를 들지 못한다. 비장이 병들면 비장과 위胃가 진액을 운행하지 못하게 된다. 이것을 치료할 때는 보해야 한다.
_『소문병기기의보명집』(素問病機氣宜保命集, 이하 '보명')

22-3.
팔과 어깨에 생기는 병들

팔을 굽혔다가 펴지 못하는 것은 근육에 병이 생긴 것이다. 팔을 폈다가 굽히지 못하는 것은 뼈에 병이 생긴 것이다. _「영추」

술을 지나치게 먹는 사람은 흔히 목덜미가 붓고 팔이 아프다. 상초上焦에 있는 열이 깨끗하게 없어지지 않고 오래도록 남아 있으면 담연痰涎이 생기고, 음기飮氣가 모여서 목덜미와 팔다리로 돌아다니므로 붓거나 아프게 된다. _『직지』

팔이 풍風이나 한寒, 습한 기운의 침범을 받거나 잠을 자면서 이불 밖으로 손을 내놓아서 찬 기운의 침범을 받으면 아프다. 젖을 먹이는 부인이 아이에게 팔베개를 해주다 풍과 한에 상해도 팔이 아프다.

_『의감』

갑자기 가슴, 등, 팔다리, 허리, 엉덩이가 은근히 아파서 참을 수 없고, 근육과 뼈까지 땅기면서 아프며, 앉으나 누우나 편안하지 않고, 아픈 곳이 일정하지 않고 자주 옮겨 다니면 이것을 풍병이나 큰 종기로 여기는데 모두 아니다. 이는 담연이 명치 주위에 숨어 있다가 생긴 병이다. _『집요』(集要)

팔이 아파서 들지 못하거나 통증이 좌우로 옮겨 다니는 것은 숨어 있던 담痰이 중완中脘: 명치와 배꼽 사이의 중간 지점에 정체되어 비장의 기운이 돌지 못하게 하고 위로 올라가 치받는 것이다. 팔다리는 비장에 속한다. 비장의 기운이 막혀서 올라가지 못하기 때문에 담이 위로 올라가 팔을 공격하는 것이다. _『입문』

22-4.
손바닥과 손톱으로 병을 헤아린다

「영추」에서 말하길 "손바닥이 달아오르는 것은 뱃속이 뜨겁다는 것이고, 손바닥이 싸늘한 것은 뱃속이 차다는 것이다"라고 하였다.

엄지손가락의 뿌리마디 뒤에 흰 살 부분을 어魚라고 한다. 모양이 물고기와 비슷하게 생겼기 때문이다. 그래서 어제魚際라는 혈자리 이름을 갖게 됐다. _「영추」

위胃 속이 차면 어제혈 부위의 낙맥絡脈이 푸르고, 위 속에 열이 있으면 어제혈 부위의 낙맥이 벌겋다. 어제혈 부위의 색깔이 갑자기 검어지면 사기가 오래되어 비증痺證: 뼈마디가 저리고 마비되는 증상이 생긴 것이다. 붉으면서 검고 푸르기도 한 것은 한과 열이 섞여 있는 것이다. _「영추」

『내경』에서 말하길 "간은 근육과 연결되고, 그 상태
는 손톱에 나타난다"라고 하였다. 간에 열이 있으면
안색이 푸르고 손톱이 마른다. _『내경』

환자의 손톱이 흰 것은 치료하지 못한다. 환자의 손
톱이 푸르면 죽는다. 환자의 손발톱 밑의 살이 검게
되면 여드레 후에 죽는다. 환자의 손바닥이 부어서
손금이 보이지 않으면 죽는다. _편작(編鵲)

22-5.
생인손과 손발이 트는 것

생인손[代指]이라는 것은 손가락 끝이 붓고 화끈거리며, 뽑아내듯이 아프다가 손톱 주위가 곪아서 터지고, 심해지면 손톱이 빠지는 것을 말한다. _『입문』

날계란에 구멍을 뚫고 손가락을 그 속에 담근다. 이렇게 세 알만 쓰면 생인손이 낫는다. _『강목』

손발이 갈라지고 트는 경우에는 생강즙·붉은 술지게미·소금을 음력 12월에 잡은 돼지의 기름과 함께 짓찧어서 쓴다. 뜨겁게 볶아서 튼 곳에 문지르면 잠시 아프다가 조금 있으면 낫는다. _『강목』

낭송Q시리즈 남주작
낭송 동의보감 외형편

23부
다리足

23-1.
허벅지에서 복숭아뼈까지 :
다리의 모든 것

무릎 위쪽을 넓적다리[髀]라 하고, 무릎 위쪽에 있는 뼈를 넓적다리뼈[髀骨]라 한다. 넓적다리뼈와 엉덩이 뼈가 만나는 곳은 비추[髀樞]라고 한다. 넓적다리 안쪽을 허벅지[股]라 하고, 넓적다리 바깥쪽을 허벅다리[腿]라고 한다. 허벅다리의 아랫부분과 정강이의 윗부분이 만나는 곳을 무릎[膝]이라 하고, 무릎을 덮은 뼈를 종지뼈[臏]라고 한다.

무릎 아래쪽을 정강이[脛]라 하고 종아리[骭]라고도 한다. 무릎 아래쪽에 있는 뼈를 경골[䯒骨, 脛骨]이라 하고, 경골의 바깥쪽에 있는 뼈를 비골[輔骨, 腓骨]이라 한다. 정강이 뒤에 물고기 배처럼 볼록한 곳을 장딴지[腨]라 하고 족두[足肚]라고도 한다. 정강이 아랫부분과 발등이 만나는 곳을 발목[腕]이라 하고, 발목뼈를 복숭아뼈[踝]라고 한다. _『동인』

다리를 통틀어 각脚이라고 한다. '각'은 물러난다는
뜻이다. 앉을 때 다리를 뒤로 보내기 때문에 각이라
한 것이다. _『회춘』

23-2.
다리의 한증과 열증: 한궐과 열궐

왕태복王太僕이 말하기를 "궐厥이란 기가 위로 거슬러 오르는 것이다"라고 하였다. 그것이 세상에 와전되어 각기병으로 전해졌다. 『내경』에서 "한궐은 손발이 찬 것이고, 열궐은 손발에 열이 나는 것이다. 양이 아래에서 약해지면 한궐이 되고, 음이 아래에서 약해지면 열궐이 된다. 음양의 기운이 서로 이어지지 못하는 것이 궐이다"라고 하였다._『강목』

황제가 "한궐은 어떻게 생깁니까?"라고 물었다. 기백이 대답하길 "생식기는 종근宗筋이 모이는 곳이고 비장의 경맥과 위胃의 경맥이 만나는 곳입니다. 봄과 여름에는 양의 기운이 왕성하고 음의 기운이 약하며, 가을과 겨울에는 음의 기운이 왕성하고 양의 기운이 약합니다. 한궐이 있는 사람이 가을과 겨울에 성생활을 지나치게 하면 기운이 빠지고 아래에 있던 기운이 위로 올라가서 내려가지 않게 됩니다. 정기精氣가 새어 나가면 사기邪氣가 이것을 틈타서 위로 올라갑니다. 이때 속에 찬 기운이 있어서 양의 기운이 약해지면 경맥을 제대로 돌리지 못합니다. 양의 기운이 나날이 약해지고 음의 기운만 홀로 남게 됩니다. 이 때문에 손발이 차가워지는 것입니다"라고 하였다.

_『내경』

황제가 "열궐은 어떻게 생깁니까?"라고 물었다. 기백이 "술이 위胃로 들어가면 낙맥絡脈이 가득 차고 경맥은 허해집니다. 비장은 주로 진액을 위胃로 돌게 하는데, 음의 기운이 허하면 위胃로 양기가 들어가게 됩니다. 양기가 위胃로 들어가면 위가 조화를 잃고, 위가 조화를 읽으면 정기가 고갈됩니다. 정기가 고갈되면 팔다리에 영양을 공급하지 못합니다. 열궐이 있는 사람은 반드시 자주 술에 취하거나 배불리 먹은 다음에 성생활을 합니다. 술기운과 음식의 기운이 비장에 몰려서 흩어지지 않고, 술기운과 음식의 기운이 부딪쳐서 안에서 열이 성해집니다. 이 때문에 온몸에서 열이 나고 오줌도 벌겋게 됩니다. 대개 술기운은 몹시 세고 빠르기 때문에 신장의 기운을 약하게 만듭니다. 그러면 양의 기운만 홀로 왕성하게 됩니다. 이 때문에 손발에 열이 나는 것입니다"라고 하였다. _『내경』

23-3.
각기병의 증상과 치료법

각기병은 습한 기운으로 인해서 생긴다. _『강목』

물의 성질은 적시면서 아래로 내려가는 것이다. 기가 이끌어서 위로 올려주지 못하면 정강이로 내려가 몰린다. 이것이 오랫동안 쌓여서 붓고 아프다. _동원

겉으로 드러나는 각기병의 증상은, 한寒으로 몸이 상했을 때의 증상과 비슷하다. 다만 처음 병이 생길 때 다리와 무릎이 연약해지고 심하게 저리면서 근육이 뒤틀리고 벌겋게 붓는 것이 다를 뿐이다. _『입문』

각기병은 막혀서 생긴 병이다. 때문에 치료할 때는 퍼지고 통하게 하는 약을 써서 기가 막히지 않게 해

야 한다. 기가 이미 심하게 막혔을 때는 침으로 나쁜 피를 빼내야 심각한 증상이 없어진다. 『내경』에서는 "기가 막히고 쌓이면 붓고 열이 난다"고 하였다. 그러므로 이런 때는 침으로 찔러서 피를 뺀 다음에 약으로 치료해야 한다. _『강목』

각기병에는 예로부터 소통시키고 설사시키는 방법을 최고로 쳤다. 이 병이 막혀서 생긴 것이기 때문이다. 그러나 설사시키는 약을 지나치게 써서는 안 된다. 너무 지나치게 쓰면 비위가 상하기 때문이다. 그렇다고 너무 적게 써서도 안 된다. 너무 적게 쓰면 막힌 기운을 흩어 주지 못하기 때문이다. _동원

23-4.
각기병의 금기사항과 안마법

첫째로 성내지 말아야 한다. 성내면 가슴이 답답해지면서 각기병이 재발한다. 둘째로 크게 말하지 말아야 한다. 크게 말하면 폐를 상하게 하여 각기병이 재발한다. 또 발을 드러내어 바람을 쏘이거나 물에 들어가서 찬물로 다리를 씻지 말아야 한다. 비록 여름이라 해도 늘 솜바지를 입어야 하고, 겨울에는 옷을 두 배로 입어서 양쪽 정강이에서 땀이 약간 날 정도가 되어야 한다. 늘 안마를 해주고 자주 관절을 움직여서 기혈이 잘 통하게 해야 한다. 이것이 양생에서 중요한 것이고 풍風과 습濕을 막는 방법이다. _『외대비요』(外臺秘要, 이하 '외대')

용천혈湧泉穴은 발바닥 한가운데 있다. 습한 기운은

모두 여기로 들어온다. 낮과 저녁 사이에 늘 양쪽 발의 붉은 살 부분을 반복해서 문지른다. 한 손으로는 발가락을 잡고 다른 한 손으로는 발바닥을 문지른다. 여러 번 반복하면 발바닥 가운데가 뜨거운 것이 느껴지는데, 이때 발가락을 움직여 주고 피곤하면 조금 쉰다. 다른 사람이 문질러 주어도 괜찮지만 자신이 문지르는 것만 못하다. 이와 같이 하면 다리의 힘이 생기고, 다리가 여위거나 약해지는 것이나 시큰거리고 아픈 것이 사라진다. _『수친양로신서』(壽親養老新書, 이하 '양로')

축일丑日과 인일寅日마다 손발톱을 깎는데, 살에 바짝 깎아서 기가 나가게 해야 한다. _『외대』

음식을 먹은 뒤에는 천천히 이삼백 보를 걷고 피곤해지면 멈춘다. 이와 같이 하면 기혈이 막히지 않는다. _동원

매일 아침밥은 마음대로 배불리 먹고, 점심밥은 적게 먹고, 저녁밥은 먹지 않는 것이 좋다. 밤에 밥을 먹으면 기혈이 막혀서 붓는 것과 아픈 것이 심해진다. _『보감』

각기병일 때는 성생활을 금해야 한다. 소고기, 양고기, 생선, 파, 마늘, 부추, 배추, 술, 밀가루, 유제품, 기름, 돼지고기, 닭고기, 거위고기, 오리고기도 먹지 말아야 한다. 오직 쌀밥이나 조밥에 간장, 된장, 생강, 후추, 과일만을 먹어야 한다. 이것을 어기면 병이 낫지 않는다._『천금』

가장 금해야 할 것은 뜨거운 약이나 찐 것, 물에 우린 것이다. 왜냐하면 이런 것들이 사기邪氣를 경락으로 밀어넣을 수 있기 때문이다._『입문』

23-5.
힘없는 다리, 위증

위증痿證은 팔다리가 늘어지고 약해져서 움직일 힘이 없는 것을 말한다. 폐의 금 기운은 성질이 건조하다. 건조한 기운이 병이 되면 혈이 마르고 온몸의 뼈에 영양을 공급하지 못한다. 그러므로 팔다리가 약해져서 제대로 움직이지 못하게 된다. 이것은 마치 가을에 금 기운이 성해지면 풀과 나뭇잎이 시들어 떨어지는 것과 같다. 약해진다[痿]는 것은 시든다[萎]는 것과 같은 말이다._하간

『내경』에서 말하길 "폐는 오장육부 가운데 맨 위에 있는 장부로 심장을 덮고 있다. 실망하거나 바라던 일이 뜻대로 되지 않으면 폐에 병이 생긴다. 폐에 병이 생기면 열이 생겨서 폐엽肺葉이 마르게 된다. 오장

가운데 폐에 열이 생겨 폐엽이 마르면 위벽痿躄: 팔다리가 늘어지고 힘이 없어 걷지 못하는 증상이 생긴다고 한 것은 이것을 가리켜서 하는 말이다"라고 하였다.

어떤 사람이 복숭아뼈 밑으로 늘 열감이 있어서 겨울에도 솜버선을 신지 않았다. 그가 늘 말하기를 "나는 워낙 튼튼하게 타고나서 추위를 타지 않는다"라고 하였다. 내가 "당신은 다리로 흐르는 세 개의 음경맥의 기운이 허해져서 그런 것이다. 성생활을 끊고 음의 기운과 혈血을 보해야 화를 면할 수 있다"라고 하였다. 하지만 그는 웃을 뿐 신경도 쓰지 않았다. 그러다 50세가 되어 위증을 앓다가 반년 만에 죽고 말았다. _『단심』

23-6.
다리에 생기는 온갖 병들과 단방들

설사병을 앓은 뒤에 다리가 아프면서 약해지고 잘 걷지 못하는 것을 이풍痢風이라고 한다. 간혹 양쪽 무릎이 붓고 몹시 아프며, 넓적다리와 정강이가 여위고 뼈와 가죽만 남아 학의 무릎처럼 되기도 한다. _『태평혜민화제국방』(太平惠民和劑局方, 이하 '국방')

갑저창甲疽瘡은 감갑嵌甲이라고도 한다. 발톱을 깎다가 살을 다쳐서 헌데가 생기고 붓는 경우나, 볼이 좁은 신발을 신어서 발 주위가 눌리고 화끈거리며 누런 진물이 나오면서 생긴다. 그것이 다섯 발가락으로 옮아가서 발가락이 모두 짓무르고 점차 발등과 다리로 올라간다. _『본초』

발가락 사이가 습해서 짓무르거나 발톱이 살 속을 파고들어 가서 헌데가 생겼을 때는 신발을 신어서는 안 된다. 이럴 때는 거위 발바닥의 누런 껍질을 태워서 그 재를 발가락에 뿌린다. 또 좋은 찻잎을 잘 찧어서 붙이기도 한다. _『입문』

티눈이 발가락 사이에 생기면 불편하고 아파서 신발을 신을 수 없게 된다. 이것은 볼이 좁은 신발을 신어서 생긴 것이다. 검은 머릿니를 많이 잡아서 짓찧어 붙이면 뿌리가 뽑힌다. _『본초』

또 씨를 뺀 대추를 붙이면 티눈이 문드러진다. 이때 파내면 된다. _『속방』(俗方)

율무는 각기병을 없앤다. 효과가 매우 좋다. _『본초』

뽕나무가지를 달인 차도 각기병을 치료한다. 오래 먹으면 좋다. 가물치와 뱀장어는 둘 다 각기병을 치료한다. 회를 만들어 늘 먹는다. 붕어회도 좋다. _『본초』

우렁이도 각기병이 위로 올라온 것을 치료한다. 삶아서 먹는다. 가막조갯살도 좋다. _『본초』

생밤은 각기병과 다리에 힘이 없는 것을 치료한다.
자루에 담아 바람에 말려서 매일 10개씩 빈속에 먹는
다. -『본초』

24부
모발毛髮

24-1.
머리털은 피의 나머지다

『내경』에서 말하길 "신장은 머리카락을 주관한다"라고 하였다. 또한 "신장은 뼈와 배합되고, 그 상태는 머리카락에 나타난다"라고 하였다. 머리카락은 혈血의 나머지다. 혈이 왕성하면 머리카락에 윤기가 나고, 혈이 부족하면 머리카락에 윤기가 없다. 혈에 열이 있으면 머리카락이 누렇게 되고, 혈이 상하면 머리카락이 희어진다. – 『입문』

24-2.
혈기가 털의 상태를 좌우한다

몸 위쪽을 흐르는 위胃의 경맥족양명경에 혈기血氣가 왕성하면 구레나룻이 윤기 있고 길며, 혈기가 적으면 구레나룻이 없고 양쪽 입가에 주름이 많다. 몸 아래쪽을 흐르는 위胃의 경맥에 혈기가 왕성하면 음모陰毛가 윤기 있고 길며 가슴에까지 이른다. 혈기가 적으면 음모가 나지 않고, 난다고 해도 듬성듬성하고 까슬까슬하다. 몸 위쪽을 흐르는 담膽의 경맥족소양경에 혈기가 왕성하면 구레나룻이 윤기 있고 길며, 혈기가 적으면 구레나룻이 나지 않는다. 몸 아래쪽을 흐르는 담膽의 경맥에 혈기가 왕성하면 다리에 난 털이 윤기 있고 길며, 혈기가 적으면 다리에 털이 나지 않는다. 몸 위쪽을 흐르는 방광膀胱의 경맥족태양경에 혈기가 왕성하면 눈썹이 아름답고 눈썹에 긴 털이 있다. 혈이 많고 기가 적으면 눈썹에 윤기가 없다. 몸 위쪽을 흐르는 대장大腸의 경맥수양명경에 혈기가 왕성하면 콧수염이 윤기 있고, 혈기가 적으면 콧수염이 나지 않는다. 몸 아래쪽을 흐르는 대장의 경맥에 혈기가 왕성하면 겨드랑이 털에 윤기가 있다. 몸 위쪽을 흐르는 삼초三焦의 경맥수소양경에 혈기가 왕성하면 눈썹이 아름답고 길다. 몸 위쪽을 흐르는 소장小腸의 경맥수태양경에 혈기가 왕성하면 턱수염이 많다. _「영추」

24-3.
머리카락, 눈썹, 수염, 콧수염의 모든 것

머리카락은 '발'髮이라고 한다. '발'이란 뽑는다[拔]는 뜻으로 머리카락이 길게 쭉 빠져나온 것을 말한다. 눈썹은 '미'眉라고 한다. '미'란 아름답다[媚]는 뜻으로 눈썹이 곱게 돋아난 것을 말한다. 턱수염은 '수'鬚라고 한다. '수'란 이삭이 패고 꽃이 핀다[秀]는 뜻으로 만물이 성숙하면 이삭이 패고 꽃이 피듯이 사람이 성숙하면 수염이 나는 것을 말한다. 구레나룻은 '염'髯이라고 한다. 이것은 입을 움직일 때마다 따라서 들썩들썩[髯髯] 댄다는 뜻이다. 콧수염은 '자'髭라고 한다. '자'란 자태가 난다[姿]는 뜻으로 콧수염이 나야 멋이 난다는 것을 말한다._『회춘』

머리카락은 심장에 속하기 때문에 위로 자란다. 이는

화火의 기운을 받았기 때문이다. 눈썹은 간에 속하기 때문에 옆으로 뻗어나간다. 이는 목木의 기운을 받았기 때문이다. 턱수염은 신장에 속하기 때문에 아래로 자란다. 이는 수水의 기운을 받았기 때문이다. _『의설』

머리카락과 눈썹 그리고 턱수염은 모두 털의 종류이긴 하지만 이것을 주관하는 오장은 각기 다르다. 그러므로 늙어도 턱수염은 희고 눈썹과 머리카락은 희지 않은 경우도 있고, 머리카락만 희고 눈썹과 턱수염은 희지 않은 경우도 있다. 이것은 오장의 기운이 한쪽으로 치우쳤기 때문이다. 남자는 신장의 기운이 겉으로 돌아서 위로 가면 턱수염이 되고, 아래로 가면 고환이 된다. 여자와 환관은 고환이 없으므로 수염도 없다. 그러나 눈썹과 머리카락은 남자와 다를게 없으니 이를 보면 머리카락과 눈썹이 신장에 속하지 않는다는 것을 분명히 알 수 있다. _『의감』

24-4.
수염과 머리카락이 빠지는 이유

『내경』에서 말하길 "여자는 일곱 살이 되면 이를 갈
고 머리카락이 길어진다. 서른다섯이 되면 얼굴이 마
르기 시작하고, 머리카락이 빠지기 시작한다. 마흔둘
이 되면 얼굴이 완전히 마르고 머리카락이 희어지기
시작한다. 남자는 여덟 살이 되면 이를 갈고 머리카
락이 길어진다. 마흔이 되면 머리카락이 빠지고 이가
마른다. 마흔여덟이 되면 얼굴이 마르고 머리카락이
희어진다"라고 하였다.

수염과 머리카락, 이마와 얼굴은 모두 독맥督脈이 얽
혀 있는 곳이다. 양陽의 정기精氣가 왕성하여 겉으로
흘러가면 수염과 머리카락이 자라고 윤기가 돌면서
얼굴과 몸에서도 광택이 난다. _『입문』

담膽의 상태는 수염에 나타나고, 신장의 상태는 머리카락에 나타난다. 정기가 위로 올라가면 수염이 검고 윤기가 난다. 그러나 48세가 지나면 정기가 위로 올라가지 못한다. 가을이 지나고 겨울이 오면 폐의 금 기운이 약해지고 마른다. 이 때문에 수염과 머리카락도 마르고 회백색을 띠는 것이다. 그러므로 양생을 하려는 사람은 마땅히 정精과 혈血을 보하는 약을 먹어서 이런 것을 막는다. 물을 들이거나 뽑는 것은 좋은 방법이 아니다. _『입문』

허손虛損으로 인한 병에 첫번째로 나타나는 증상은 폐가 상하여 피부가 쭈글쭈글해지고 머리카락이 빠지는 것이다. _『보명』

나이가 들어 머리카락이 빠지고 수염이 길어지는 것은 정상이다. 젊은 나이에 머리카락이 빠지고 간혹 수염까지 빠지는 것은 화 기운이 타올라서 혈血이 마르기 때문이다.

머리카락이 마르는 것은 성내서 담에 화 기운이 생겼기 때문이다. 담은 방광과 함께 머리카락에 영양을 공급한다. 그러니 풍風의 기운이 왕성하면 머리카락이 마르고, 수액이 고갈되어도 머리카락이 마른다.
_『입문』

어떤 젊은 부인의 머리카락이 다 빠져서 단 한 올도 남지 않았다. 이는 기름지고 맛있는 음식을 먹어서 생긴 열과 습담이 가슴으로 몰리고, 머리카락 뿌리의 혈을 찌고 데웠기 때문에 머리카락이 점차 마르고 빠지게 된 것이다. _『단심』

24-5.
건강한 털을 위하여:
수양법과 단방들

머리카락은 자주 빗어야 한다. 머리카락은 혈의 나머지이므로 하루에 한 번은 빗어야 한다. _『유취』

머리카락을 자주 빗으면 눈이 밝아지고 풍風이 없어진다. 그러므로 도가道家에서는 항상 새벽에 빗질을 120번씩 하였다. _『연수』

호두의 바깥에 있는 푸른 껍질과 올챙이를 섞어서 진흙처럼 짓찧어 흰 수염에 바르면 검어진다. 또 호두의 기름을 짜서 머리카락과 수염에 바르면 검어지면서 윤기가 나고 빛이 난다. _『본초』

검은 참깨는 생것으로 기름을 짜서 대머리에 바르면

머리털이 나온다. 또 검은 참깨를 찌고 말리기를 아홉 번씩 해서 가루로 만들고, 대추의 살로 만든 고약에 반죽하여 환을 만들어 먹으면 흰 머리가 다시 검어진다. 또 잎을 달여서 머리를 감으면 머리카락이 자란다. - 『본초』

낭송Q시리즈 남주작
낭송 동의보감 외형편

25부
생식기前陰

25-1.
근육의 우두머리, 생식기

『내경』에서 말하길 "생식기는 종근宗筋이 모이는 곳이고, 비장의 경맥과 위胃의 경맥이 합쳐지는 곳이다"라고 하였다. 왕빙王冰의 주석에 "종근은 배꼽을 끼고 내려와 생식기와 합쳐진다. 비장의 경맥과 위胃의 경맥은 모두 종근에 가까이 있으면서 도와주기 때문에 '합쳐진다'고 한 것이다"라고 하였다.

종근은 음모陰毛가 난 곳에 가로놓인 뼈[橫骨]의 위아래에 있는 힘줄이다. _『내경』

25-2.
생식기에 병을 일으키는 통로

생식기에 생기는 여러 가지 질병은 모두 간의 경맥이
나 독맥督脈과 연관되어 있다. 『내경』에서는 "간의 경
맥은 음모가 난 곳의 가운데로 들어가 전음을 지나서
아랫배로 올라간다"라고 하였다. 이것은 간의 경맥이
지나는 곳이다. 또한 『내경』에서 말하길 또한 "독맥
은 아랫배의 밑에 있는 치골恥骨 중앙에서 시작된다.
여자는 요도의 입구로 들어가 연결된 다음 생식기를
따라 내려간다. 남자는 생식기를 따라 내려가 회음부
에 이르니 여자와 같다"라고 하였다. 이것은 독맥이
지나는 곳이다.

25-3.
산증의 원인에서 치료까지

산증疝症이란 음낭과 아랫배가 아픈 것이다. 허리와 옆구리가 찌르는 것같이 아프고, 통증이 등으로 왔다 갔다 하고, 냉기가 가슴으로 몰리는 것 같고, 손과 발이 싸늘해지기도 한다. 열이 몹시 나고 오한이 나기도 한다. 으슬으슬 춥다가 열이 나기도 하고, 대소변을 보지 못하는 경우도 있고, 설사가 나는 경우도 있다. 저절로 땀이 나는 경우도 있고 적취積聚가 생기기도 하는데, 그것이 술잔만 하기도 하고, 팔뚝만 하기도 하고, 복숭아나 자두만 하기도 하고 쟁반만 하기도 하다. 음낭이 커졌다 작아졌다 하기도 하고, 위로 올라갔다 내려왔다 하기도 하는데 증상이 일정하지 않다. 음낭이 붓고 아픈 것도 일정하지 않다. - 『직지』

『소문』素問 이후로 '산증은 모두 한기寒氣로 인해 생긴 것으로 보았는데 물론 이치를 따져보면 그렇기는 하다. 그러나 내 생각에는 이 병은 습濕과 열熱이 경맥으로 몰려 오랫동안 울체된 상태에서 한기가 들어와 밖을 감싸서 통증이 일어나는 것이다. 단지 한기에 의해서 생겨난다고 본다면 조금 부족한 점이 있다. 얼음을 밟고 다니거나 물을 건너다닌다고 해도 평생 동안 이 병에 걸리지 않는 사람도 있다. 이것은 그 사람에게 열이 없기 때문이다. 대체로 크게 화를 내면 간에서 화 기운이 일어난다. 지나치게 술에 취하거나 배부르게 먹으면 위胃에 화 기운이 일어난다. 성생활을 지나치게 하면 신장에서 화 기운이 일어난다. 화 기운이 오래도록 쌓이면 모기母氣가 자기子氣를 허약하게 만들므로 습기가 왕성해지는 것이다. _『단심』

산증을 치료할 때 옛 처방에서는 맵고 성질이 따뜻한 약으로 발산시켰다. 이것은 표標를 치료한 것이다. 주단계朱丹溪는 담음痰飮이나 식적食積이나 사혈死血이 간의 경맥으로 몰렸을 때 맵고 성질이 평온한 약으로 담을 풀고, 적을 삭히고, 사혈을 풀어 주어야 한다고 생각했다. 이것이 본本을 치료하는 것이다. 대개 산증은 일정한 부위가 아픈데 이는 유형의 적積이 있기 때문이다. 그러니 이것은 담음이나 식적, 사혈이 몰려서 생긴 것이 아니고 무엇이겠는가? 만일 무형의 기氣로 아프다면 배의 여기저기로 돌아다니며 아플 것이고, 나아가 통증이 온몸은 퍼질 것이다. _ 방광(方廣)

산증일 때는 통증이 없더라도 성생활을 하지 말고 기름진 음식을 먹지 말아야 한다. 그렇지 않으면 약을 쓸 수가 없다. _『단심』

25-4.
남자의 생식기병

한쪽 고환이 붓고 커져서 한쪽으로 처진 까닭에 땅기면서 아픈 것을 옛날의 처방에서는 '난퇴'卵㿉라고 하였다. 왼쪽 고환이 붓고 처지는 것은 대부분 어혈瘀血이나 화를 내어 생긴 것이다. 오른쪽 고환이 붓고 처지는 것은 습담濕痰이나 식적 때문에 생긴 것이다. ─『입문』

목신木腎의 증상은 고환이 몹시 붓고 아프면서 감각이 둔해지고 단단하게 뭉치는 것이다. 치료법은 성질이 따뜻한 약으로 기운을 발산시키거나 나가게 하여서 안으로 삭이는 것이다. 또한 말에서 떨어지거나 넘어져서 상했을 때도 놀란 기운과 어혈이 뭉쳐서 치밀어 오르기 때문에, 목신이 생겨 몹시 붓고 아픈 경우도 있다. 치료법은 어혈을 풀어 주는 것이다. _『직지』

「영추」靈樞에서 말하길 "음경陰莖과 고환은 몸의 중심
에 있는 기틀이고, 음정陰精의 상태가 밖으로 드러난
곳이며, 오줌이 나오는 길이다"라고 하였다. 음경이
늘어지는 것은 음경이 열을 받아서 축 늘어졌다가 줄
어들지 않기 때문이다. 음경이 오그라드는 것은 음경
이 한기를 받아 속으로 들어갔기 때문이다. 「영추」에
서 말하길 성생활을 과도하게 해서 "간의 경맥에 붙
어 있는 근육들이 상하면 음경이 일어서지 않는다.
한기로 상하면 음경이 줄어들고, 열로 상하면 음경이
늘어져서 줄어들지 않는다"라고 한 것이 이것이다.
　_『강목』

고환이 늘어지거나 오그라드는 것은 한기와 열 때문
이다. 대체로 열이 겉에 있고, 한기가 속에 있으면 고
환이 늘어진다. 이것은 여름의 기운과 같은 것이다.
한기가 겉에 있고, 열이 속에 있으면 고환이 오그라
든다. 이것은 겨울의 기운과 같은 것이다. 병이 없다
고 하여도 여름에 몹시 더울 때는 고환이 늘어지고,
겨울에 몹시 추울 때는 오그라든다. 겨울에는 양기
가 속에 있고, 음기가 겉에 있기 때문이다. 그러므로

한기가 겉에 있으면 피부가 땅기게 되고, 피부가 땅기면 고환이 오그라들게 된다. 여름에는 음기가 속에 있고, 양기가 겉에 있다. 열이 겉에 있으면 피부가 늘어지고, 피부가 늘어지면 고환도 늘어진다. 이것이 퇴산瘡疝이 생기는 과정이다. 한기에 상하거나 열병일 때 열이 간의 경맥으로 들어가면 고환이 줄어드는데, 그것은 열에 힘줄이 상하여 땅기기 때문이다. _『강목』

음경이 일어서지 않는 것은 성생활을 과도하게 하여 간의 경맥에 붙어 있는 근육이 상했기 때문이다. 『내경』에서 말하길 "성생활을 지나치게 하여 간의 경맥이 손상되면 음경이 일어서지 않는다"라고 한 것은 이를 두고 한 말이다. _『강목』

고환이 축축하고 가려운 것을 '신장풍'腎臟風이라고 한다. 정精과 혈血이 부족한 사람이 안으로는 성생활을 지나치게 하여 소모하고, 겉으로는 찬바람이 침범하고 풍습風濕의 독기가 허한 틈을 타고 들어오면, 고환 밑이 축축하고 가렵게 된다. 혹은 부스럼이 생기고 피부가 벗겨지기도 한다. 이것이 아래로 퍼지면 양쪽 다리에 부스럼이나 버짐이 생기고, 귀에서 소리가 나고 눈이 어두워진다. _ 『직지』

「영추」에서 말하길 "과도하게 슬퍼하여 마음이 동하면 혼魄이 상하는데, 혼이 상하면 고환이 오그라들면서 경련이 일어난다"라고 하였다. 또한 환자의 고환과 음경이 다 부으면 죽는다. _ 편작

25-5.
여자의 생식기병

음문으로 버섯이나 닭의 볏 같이 생긴 것이 빠져 나
오고, 그 주위가 붓고 아픈 것은 간의 기운이 몰리고
비장의 기운이 허해서 내려앉은 것이다. 이때는 간의
화 기운은 내리고 비장의 기운을 끌어올려야 한다.
_『입문』

음문에 생긴 것이 점차 커지면서 허리와 배가 땅기고
팽팽해지는 것은 성질이 뜨거운 약을 많이 먹었거나,
비정상적인 성생활을 하였거나, 성욕이 일어나는데
뜻대로 하지 못했기 때문이다. 이것을 '음정'陰挺이라
고 한다._『득효』

부인의 음문이 허는 것은 칠정七情으로 생긴 울화鬱火

가 간과 비장을 손상시켜 습과 열이 아래로 몰렸기 때문이다. _『입문』

음부에 습닉창濕䘌瘡이 생겨서 작은 구더기 같은 벌레가 생기는 것은 습과 열이 몰렸기 때문이다. _『입문』

음부가 축축하고, 가려워서 긁으면 진물이 나오면서 지나치게 근심하거나 생각이 너무 많아서 그런 것이다. _『입문』

성교를 할 때 피가 나오면서 아픈 것은 성생활을 하다가 상한 것이다. 이것은 간의 화 기운이 비장을 동하게 하여 비장이 혈血을 다스리지 못하기 때문에 생긴 것이다. _『입문』

25-6.
생식기를 튼튼하게 만드는
체조와 단방들

앉아서 양다리를 쭉 편다. 양손으로 양쪽 엄지발가락을 잡아당겨 발을 든다. 머리를 숙여서 힘껏 당긴 상태로 다섯 번 숨 쉴 동안 멈춘다. 뱃속의 기운을 끌어내서 온몸을 돌게 하면 산가증疝瘕證: 산후통을 없앨 수 있다. _『유취』

복분자는 음경이 일어서지 않는 것을 치료하고, 음경을 단단하고 길게 만들어 준다. 환을 만들어 오랫동안 먹는 것이 좋다. _『본초』

수은은 음경 가까이 두어서는 안 된다. 가까이 하면 음경이 줄어들어 기를 못 쓰게 한다. _『본초』

토끼고기는 양기를 약하게 하므로 먹지 말아야 한다.

_『본초』

고사리도 양기를 상하게 하므로 먹지 말아야 한다.

_『본초』

26부
항문後陰

26-1.
항문의 모든 것

항문肛門은 대장이 끝나는 곳이다. 간혹 '광장'廣場이
라고도 한다. 이는 대장이나 소장보다 넓기 때문이
다. 항문은 또한 '백문'魄門이라고도 한다. 대장은 폐
와 표리관계에 있는 부府이고, 폐는 백魄을 간직하고
있으므로 백문魄門이라고 한 것이다. '항'肛이라고 한
것은 그곳이 수레바퀴통 속에 있는 쇠의 생김새와 비
슷하기 때문이다. _『입문』

『내경』에서 말하길 "백문은 오장의 심부름꾼이다. 수
곡水穀을 오래 저장할 수 없다"라고 하였다. 항문은 주
로 내보내기만 하고 받아들이지는 않으므로 대변을
전송하는 역할만 하는 것이다.

26-2.
지독한 항문병, 치질

소장에 열이 있으면 반드시 치질痔疾이 생기고, 대장에 열이 있으면 반드시 피똥[腸澼]이 나온다. _ 중경

『내경』에서 말하길 "음식을 너무 배부르게 먹으면 장위腸胃의 근맥이 제멋대로 늘어져 피똥이 나오거나 치질이 생긴다"라고 하였다.

치질은 음주·성생활·풍風·기·음식 등 다섯 가지가 지나쳐서 생긴다. 이것이 스물네 가지 증상으로 변한다. 노래에서 말하길, "치질 증상 스물네 종류니 그대 자세히 가려 보소. 햇수 달수 오래되지 않게 하소. 보는 사람 담과 심장이 서늘해진다네. 능각치菱角痔는 형태가 괴상하고, 연화치蓮花痔는 눈 뜨고 볼 수 없네. 천장치穿腸痔, 서내치鼠嬭痔는 주색을 따라오네. 번화

치飜花痔를 원망마소, 봉과치蜂窠痔도 수월치 않네. 자웅치雌雄痔는 기치氣痔 혈치血痔 같고, 자모치子母痔, 장반치腸盤痔, 현주치玄珠痔는 형태가 괴상하네. 구장치鉤腸痔는 뚫는 듯이 아프고, 핵도치核桃痔, 유기치流氣痔는 보는 사람 마음 쓰리네. 율자치栗子痔는 속에서 크고, 계심치雞心痔는 겉에 있어 편안하네. 산호치珊瑚痔도 험악하나, 탈항치脫肛痔에 대겠는가. 내치內痔는 붉으면서 나오지 않고, 탑장치搭腸痔는 안에 서려 있네. 수주치垂珠痔 치료하기 어렵다 하지만, 계관치雞冠痔도 오랜 세월 걸린다네. 함부로 떼내거나 지지지 마소. 아차 하면 생명마저 위태롭소. 힘써 치료하면 보름도 안 되어 아픈 것도 없어지고 뿌리 뽑힌다네"라고 하였다. _『의감』

26-3.
피똥을 싸다, 장벽과 치루

『내경』에서 말하길 "음식을 조절하지 못하고 생활이 제때에 맞지 않으면 음陰으로 병이 온다. 음으로 병이 오면 오장으로 가고, 오장으로 가면 배가 불러올라 막히고, 소화되지 않은 것이 그대로 대변으로 나온다. 이것이 오래되면 장벽腸澼이 된다"라고 하였다. 장벽이란 대변에 피가 섞여 나오는 것으로 장풍腸風이나 장독藏毒을 말한다. _『유취』

빛이 맑고 새빨간 피똥이 나오는 것이 장풍이고, 빛이 탁하고 어두운 피똥이 나오는 것이 장독이다.
_『본사』

장풍은 밖에서 사기가 들어오면 바로 생기는 병이므

로 피의 색이 맑다. 장독은 열독熱毒이 오랫동안 쌓여 있다가 비로소 나타나는 병이므로 피의 색이 탁하다. 장풍을 치료할 때는 풍風을 흩어 버리고 습濕을 나가게 해야 한다. 장독을 치료할 때는 열을 내리고 혈血을 식혀야 한다. _『단심』

누치瘻痔는 충치蟲痔라고도 한다. 치질이 오래되면 벌레가 생겨 항문을 파먹으므로 가렵고 아파서 견디지 못하는 것이다. 항문에서 피가 실같이 쏟아져 나오는 경우가 있는데, 이것도 충치이다. _『본사』

26-4.
탈항과 가려움증

탈항^{脫肛}은 항문이 뒤집어져 밖으로 빠져나온 것이다. 폐와 대장은 표리관계이고, 신장은 대변을 주관한다. 따라서 폐와 신장이 허한 사람에게 이런 증상이 많다._『본사』

『난경』에서 말하길 "병에는 허증과 실증이 있다. 나오는 것은 허증이고, 들어가는 것은 실증이다"라고 하였다. 그러므로 탈항은 허해서 생긴 것이지 다른 원인이 있는 것이 아니다. 해산할 때 부인이 힘을 과다하게 쓰거나, 소아가 악을 쓰고 울어서 생기는 경우도 있다. 오랜 이질이 멎지 않을 때 풍사^{風邪}가 허한 틈을 타고 들어와도 탈항이 생긴다._『직지』

항문이 가려운 것은 장腸 속에 벌레가 있기 때문이다. 이런 경우에는 생쑥과 고련근苦練根:소태나무 뿌리을 넣고 달이면서 김을 쏘이고 그 물로 씻는다. 그 다음에 마른 쑥과 생강을 달여 먹는다. -『직지』

벌레가 파먹어서 항문이 가려운 경우에는 편축잎마디풀 1줌을 물 1되에 넣고 절반이 되도록 달여 찌꺼기를 버린다. 저녁부터 음식을 먹지 않고 다음날 새벽 빈속에 마시면 벌레가 나온다. 어린아이도 같은 방법을 쓴다. -『단심』

26-5.
항문병 퇴치법

치질은 혈血을 식히는 방법을 위주로 한다. 열이 있으면 혈이 상하고, 혈이 막히면 기가 돌지 않아 대장이 아래로 처지고 통증이 생기기 때문이다. _ 『입문』

치질에는 내복약으로 탕약湯藥이나 환약丸藥을 써서 장부를 소통시키고, 외용약으로는 약수藥水로 씻어서 속으로 사라지게 해야 한다. _ 『동원』

무화과 잎을 달이면서 김을 쏘이고, 그 물로 씻는 것도 좋다. _ 『단심』

치루와 탈항, 장풍이 있을 때는 대변을 본 뒤에 반드시 따뜻한 물로 씻어 주어야 한다. 이때 강물로 씻으면 더욱 좋다. _『직지』

장腸이 허하고 열이 몰려서 탈항이 되고 벌겋게 부었
을 때는 형개수와 박초를 끓는 물에 우려서 그 물을
따뜻하게 하여 씻어 준다. _『직지』

치루일 때 씻는 것으로 치료하는 방법도 있다. 강가
에 있는 버드나무의 잔뿌리 1줌과 산초, 겨자씨 적당
한 양을 넣고 달이면 김을 쏘인 다음에 그 물로 씻어
준다. 그러면 머리가 검고 몸은 흰 벌레가 치루구멍
으로 나오고 곧 낫는다. _『회춘』

다섯 가지 치질과 치루를 치료하는 데는 뱀장어를 불
에 태워 항문에 그 연기를 쏘여준다. 그러면 벌레가
다 죽는다. 가물치로 하는 것도 좋다. _『본초』

또 하나의 방법은 땅을 파고 구덩이를 만들어 죽은
뱀 한 마리를 그 속에다 구부려 넣은 뒤 불에 태우는
것이다. 구멍난 판자로 구덩이를 덮고 판자구멍 위에
앉아서 연기를 쏘여주면 벌레가 모두 나온다. 효과가
매우 좋다. _『본초』

26-6.
치질의 금기사항과 단방들

오래된 치질로 허해졌을 때는 보약을 먹어야 한다. 또한 주색酒色를 절제하고 생활을 조신하게 해야 비로소 치질의 뿌리까지 뽑을 수 있다. _『입문』

치질을 치료할 때는 날것, 찬 것, 단단한 것, 성질이 찬 약, 술, 국수, 다섯 가지 매운 것, 맵고 열나게 하는 음식, 말린 생강, 육계 등을 금해야 한다. 이것을 지키지 않으면 약을 먹어도 효과가 없다. _『강목』

치질의 근본원인은 냉冷이므로 찬 음식을 먹지 말고 성생활을 삼가야 한다. 닭고기가 가장 독이 되는데, 성생활을 하는 것은 그보다 더욱 나쁘다. 메밀국수도 반드시 금해야 한다. _『강목』

복령으로 만든 국수는 늘 먹는 것이 좋다._『입문』

뽕나무버섯은 다섯 가지 치질과 장풍으로 피를 흘리는 것, 그리고 치루를 치료한다. 뽕나무버섯 두 냥^{한 냥}은 약 37.5그램과 멥쌀 세 홉^{한 홉은 약 180밀리리터}으로 죽을 쑤어 빈속에 먹는다._『입문』

가물치는 다섯 가지 치질과 장치로 피를 흘리는 것에 주로 쓴다. 회를 쳐서 생강에 버무려 먹는다. 양념을 해서 국으로 끓여 먹어도 좋다._『본초』

붕어도 다섯 가지의 치질과 혈치를 치료한다. 회를 쳐서 생강, 식초, 겨자, 간장과 함께 먹는다. 국을 끓여서 배불리 먹는 것도 좋다._『본초』

『동의보감』원 목차

동의보감 서(序)
집례(集例)
역대의방(歷代醫方)
신형장부도(身形臟腑圖)

동의보감 내경편內景篇

제일권[卷之一] 신형(身形) | 정(精) | 기(氣) | 신(神)
제이권[卷之二] 혈(血) | 몽(夢) | 성음(聲音) | 언어(言語) | 진액(津液) | 담음(痰飮)
제삼권[卷之三] 오장육부(五臟六腑) | 간장(肝臟) | 심장(心臟) | 비장(脾臟) | 폐장(肺臟) | 신장(腎臟) | 담부(膽腑) | 위부(胃腑) | 소장부(小腸腑) | 대장부(大腸腑) |
방광부(膀胱腑) | 삼초부(三焦腑) | 포(胞) | 충(蟲)
제사권[卷之四] 소변(小便) | 대변(大便)

동의보감 외형편外形篇

제일권[卷之一] 머리(頭) | 얼굴(面) | 눈(眼)
제이권[卷之二] 귀(耳) | 코(鼻) | 입과 혀(口舌) | 치아(牙齒) | 인후(咽喉) | 목(頸項) | 등(背)
제삼권[卷之三] 가슴(胸) | 젖(乳) | 배(腹) | 배꼽(臍) | 허리(腰) | 옆구리(脇) | 피부(皮) | 살(肉) | 맥(脈) | 힘줄(筋) | 뼈(骨)
제사권[卷之四] 손(手) | 발(足) | 머리털(毛髮) | 생식기(前陰) | 항문(後陰)

동의보감 잡병편雜病篇

제일권[卷之一] 천지운기(天地運氣) | 병을 진찰하는 방법(審病) | 병증을 가리는 방법(辨證) | 맥을 보는 방법(診脈) | 약을 쓰는 방법(用藥) | 토(吐) | 한(汗) | 하(下)
제이권[卷之二] 풍(風) | 상한(傷寒) 상
제삼권[卷之三] 상한(傷寒) 하 | 서(暑) | 습(濕) | 조(燥) | 화(火)
제사권[卷之四] 내상(內傷) | 허로(虛勞)
제오권[卷之五] 곽란(霍亂) | 구토(嘔吐) | 기침(咳嗽)
제육권[卷之六] 적취(積聚) | 부종(浮腫) | 창만(脹滿) | 소갈(消渴) | 황달(黃疸)
제칠권[卷之七] 학질(瘧疾) | 온역(瘟疫) | 사수(邪祟) | 옹저(癰疽) 상
제팔권[卷之八] 옹저(癰疽) 하 | 여러 가지 창종(諸瘡)
제구권[卷之九] 여러 가지 외상(諸傷) | 해독(解毒) | 구급(救急) | 괴상한 병(怪疾) | 잡방(雜方)
제십권[卷之十] 부인병(婦人)
제십일권[卷十一] 어린이병(小兒)

동의보감 탕액편湯液篇과 침구편針灸篇

탕액 제일권[卷之一] 탕액편 서문(湯液序例) | 약으로 쓰는 물(水部) | 약으로 쓰는 흙(土部) | 약으로 쓰는 곡식(穀部) | 인부(人部) | 약으로 쓰는 새(禽部) | 약으로 쓰는 짐승(獸部)
탕액 제이권[卷之二] 약으로 쓰는 물고기(魚部) | 약으로 쓰는 벌레(蟲部) | 약으로 쓰는 과실(果部) | 약으로 쓰는 채소(菜部) | 약으로 쓰는 풀(草部) 상
탕액 제삼권[卷之三] 약으로 쓰는 풀(草部) 하 | 약으로 쓰는 나무(木部) | 약으로 쓰는 구슬(玉部) | 약으로 쓰는 돌(石部) | 약으로 쓰는 쇠돌(金部)

침구편 침과 뜸(鍼灸)